溃疡性结肠炎和克罗恩病饮食管理

周云仙　主编

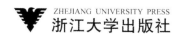

ZHEJIANG UNIVERSITY PRESS
浙江大学出版社

《溃疡性结肠炎和克罗恩病饮食管理》
编委会

主　编

周云仙　浙江中医药大学护理学院

副主编

陈　焰　浙江大学医学院附属第二医院消化科

阮佳音　浙江大学医学院附属邵逸夫医院

编　者（按姓氏拼音排序）

蔡　倩　浙江中医药大学护理学院

陈　烨　南方医科大学南方医院消化科

杜　娟　浙江大学医学院附属第一医院消化科

范一宏　浙江中医药大学附属第一医院消化科

龚剑峰　中国人民解放军东部战区总医院普通外科

郭　勤　中南大学湘雅三医院消化科

李海龙　北京协和医院临床营养科

李　玥　北京协和医院消化科

刘　敏　中南大学湘雅三医院营养科

陆　澍　爱在延长炎症性肠病基金会志愿者

马　力　南京工业大学

田　静　湖州师范学院外国语学院

王丹艳　浙江中医药大学护理学院

王　芬　中南大学湘雅三医院消化科

王新颖　南方医科大学珠江医院消化科

张　晨　浙江中医药大学护理学院

张晓琦　南京大学医学院附属鼓楼医院消化科

郅　敏　中山大学附属第六医院消化科

朱丹玲　浙江中医药大学护理学院

朱良如　华中科技大学同济医学院附属协和医院消化科

前 言
PREFACE

炎症性肠病（inflammatory bowel disease, IBD）包括溃疡性结肠炎（ulcerative colitis, UC）和克罗恩病（Crohn's disease, CD）。从事炎症性肠病临床研究15年来，日常跟患者打交道时，我经常面对患者"该吃什么，不该吃什么"的问题。尽管到目前为止，并没有科学证据能够证实是某种或某些食物引起炎症性肠病的，但如果告诉炎症性肠病患者饮食与疾病没关系，患者肯定会心存疑虑。且事实上，的确有较多研究表明，饮食与炎症性肠病的发病、症状和复发均密切相关。但是，毫无依据地恐惧、抵触某些食物，甚至盲目限制饮食，会影响营养素摄入，引起或加重患者营养不良。科学的饮食管理是炎症性肠病管理的关键环节之一。与药物治疗相比，饮食是患者可以自我调整的一个内容。绝大多数患者会通过改变饮食来应对症状。但是，到目前为止，饮食在炎症性肠病患者护理中的重要性并没有引起国内医护人员足够的重视。

我查阅文献发现，除了饮食与发病的关系以及部分文章和书籍泛泛地提到饮食的大致原则外，国内关于炎症性肠病患者饮食的相

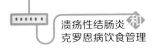
关研究较少。而国外对炎症性肠病患者饮食的相关研究相对较多，尤其是最近10余年，研究数量快速增长。与国内以临床经验总结为主的研究内容不同，国外饮食研究既有临床试验，也有动物实验，既有原始研究，也有相当数量的文献综述，且涉及特定饮食成分对该病的作用机制探讨，以及不同饮食方案的临床疗效研究。

我们认为，合理饮食可以减轻炎症性肠病患者的症状，而且维持良好的营养对患者的康复也很关键。同时，饮食是人们社会生活的重要组成部分。国人几乎所有的社交活动，如朋友相聚、同事聚会等都会涉及饮食。因此，不合理的限制饮食会对个体的生活带来诸多不良影响。

作为一名面向临床的研究人员，我深知患者的疾苦，心里总想为广大患者做点什么。于是我从2010年开始用质性研究方法探讨炎症性肠病患者的饮食体验和饮食习惯形成过程，之后进行了患者饮食调查，如设计饮食日记，以及吸烟、饮酒、食用乳制品等方面的调查，也在这方面发表了数篇文章。患者和医生得知我的研究后都非常欣喜，认为这些研究非常有意义。在受邀进行了几场炎症性肠病患者饮食管理的讲座后，有人提议我撰写一本有关炎症性肠病患者饮食管理的书。之后，我便开始了本书的撰写工作，希望本书能为广大患者的饮食管理提供参考。编写本书期间，我有了第二个孩子，忙得不可开交，但每每想到众多患者的热切期盼，还是按计划完成了书稿撰写。也谨以此书献给过去参与我研究的无数炎症性肠病患者，希望此书能对你们有所帮助。

　　饮食是炎症性肠病患者非常关心的一个话题。本书是应广大患者和医生的提议编写的，原因是目前国内还没有系统地介绍炎症性肠病患者饮食的书籍。在浙江省卫生高层次创新人才和爱在延长炎症性肠病基金会的支持下，在浙江大学医学院附属第二医院消化科陈焰主任和众多患者的鼓舞下，我们勇敢地开始了编写本书这个尝试。

　　致谢插图摄影：感谢河北省女摄影家协会摄影家郭策女士和爱在延长炎症性肠病基金会（CCCF）摄影小组志愿者提供的照片，眼睛永远会记得图片的力量。

目　录
CONTENTS

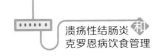

第一章

炎症性肠病患者的饮食营养概况

 问题1：食物在人体内是如何消化的？

食物能给予人体能量和所需的营养物质。我们在进食时，通过咀嚼完成对食物的初步分解，然后把这些食物吞咽入胃内进行消化，经过2～4小时胃消化后的食物形成食糜，进入肠道。在小肠中，来自肝脏和胰腺的消化液与食物混合在一起，随着小肠的蠕动，混合物被不断地搅拌，最终被分解为小分子物质。随后，小分子物质被小肠上皮吸收，并随血流到达身体各需要能量的器官。小肠分为十二指肠、空肠和回肠三段，每段吸收不同的营养物质。消化后剩下的水样食物残渣和分泌物接着排入大肠（结肠）。在大肠，剩下的水样食物残渣被细菌发酵，其中的绝大部分水分被重吸收。固态的、难于消化的食物残渣则成为大便排出体外。可见，大肠的功能相对简单，主要是吸收小肠未吸收完的水和盐。

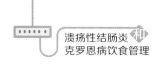
 问题2：炎症性肠病是如何影响人体消化的?

　　炎症性肠病包括溃疡性结肠炎和克罗恩病，我们将分别就二者是如何影响患者消化的做出解释。溃疡性结肠炎的炎症仅发生在大肠。克罗恩病的炎症可以发生在从口腔到肛门的任何部位，多发生在小肠，最常见的是小肠末端（即末段回肠），其次为紧邻回肠末段的大肠。由于炎症发生在肠道的不同部位，所以这两种疾病对食物消化的影响不同。

　　如果小肠发炎了（这种情况多见于克罗恩病），则小肠的消化、吸收功能都会下降。没有被消化吸收的营养物质随胆汁盐一起被直接排入大肠。小肠发生炎症的范围和程度不同，排至大肠的营养物质的量也不同，这就是克罗恩病患者会出现营养不良问题的原因。此外，即使大肠没有病变，没有被消化的食物进入大肠后也会影响水的重吸收，这可能会引起腹泻。如果克罗恩病同时又累及大肠，则腹泻会更严重。

　　如果大肠发炎了（溃疡性结肠炎的炎症仅累及大肠），而小肠功能正常，则水的重吸收不能正常进行，可能会导致较重的腹泻。

　　经过以上的解释，相信患者已经明白，溃疡性结肠炎和克罗恩病都可以导致营养成分吸收障碍和丢失过多，但由于克罗恩病小肠病变多见，所以克罗恩病患者的营养物质消化吸收不良更为严重。也就是说，克罗恩病患者在饮食上很可能较溃疡性结肠炎患者有更多需要学习和注意的地方。

问题 3：营养物质在人体内有什么作用？

不同营养物质对人体的作用不同。碳水化合物、脂肪、蛋白质提供人体代谢所需的能量；氨基酸用于构建机体蛋白质（如肌肉、组织、器官和激素），必需脂肪酸是机体组织的重要组成部分，能帮助调节炎症；矿物质如钙和铁，是骨骼和红细胞所必需的；钾、钠和其他电解质提供人体所需的正常化学环境；维生素是维持细胞内特异代谢反应和机体正常生理功能所必需的。

 问题 4：炎症性肠病患者的肠道能正常吸收营养物质吗？

如果病变部位只是在大肠（多为溃疡性结肠炎），则患者吸收功能通常没有障碍。如果病变部位在小肠（克罗恩病多见），则患者往往存在消化和吸收功能不全。吸收功能不全的程度与小肠炎症的范围、严重程度和被切除小肠的长度有关。

消化道不同部位的病变将影响不同营养物质的吸收。病变部位累及小肠上段即空肠，会导致如脂肪、蛋白质、维生素、矿物质、碳水化合物等很多营养物质的吸收障碍。如果病变部位累及回肠的 0.61～0.91 米范围，这会严重影响脂肪的吸收。如果病变部位仅仅累及回肠远端的 0.30～0.61 米范围，则会影响维生素 B_{12} 的吸收，但一般不会影响其他营养物质的吸收。

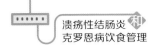

 问题5：为什么炎症性肠病患者更易出现营养问题？

营养不良在炎症性肠病患者中十分常见，尤其是活动期的患者。克罗恩病患者营养不良的发生率高于溃疡性结肠炎患者。患者营养不良主要表现为体重下降、低蛋白血症、贫血、电解质紊乱，以及维生素和微量元素缺乏等。这会削弱患者的抗感染能力，影响手术切口、肠吻合口的愈合，延长住院时间，增加手术并发症的发生率和患者病死率，降低患者生活质量，同时也会造成炎症性肠病儿童和青少年生长发育迟缓或停滞。进食减少、肠道吸收功能降低、营养物质消耗增加和治疗药物对代谢的影响都会促使炎症性肠病患者营养不良的发生，最终表现为蛋白质能量型营养不良，并伴有微量元素和维生素的缺乏。而丢失蛋白质等能量和其他营养物质可能会引起儿童、青少年生长发育迟缓。对于女性来说，体重下降可能会影响激素水平，导致月经不调，甚至闭经。恢复和保持良好的营养状态是炎症性肠病管理的重要原则，可促进患者机体康复，同时药物治疗对营养状态好的患者更为有效。

炎症性肠病患者，尤其是克罗恩病患者的营养不良，可能是多种原因导致的。主要原因有：①食物摄入量不足。食欲减退（由腹痛、腹泻等症状或味觉改变所致）可能导致食物摄入量减少。②营养需求增加。疾病活动期时，因发热、感染及黏膜细胞更新加快，身体营养需求增加；长期患慢性病也会增加机体对热量的需求，导致各种营养素消耗增加。③营养丢失过多。炎症、腹泻、出血、瘘管等引起蛋白质、水、电解质、维生素和微量元素的丢失过多。当蛋白质和其他营养物质丢失时，需要更多食物用于补充这些丢失，而这对许多肠道症状处于活动期的患者来说很难。④吸收障碍。消化酶减少、肠管病变或切除导致消化不完全和小肠有效吸收面积减少，会引起炎症性肠病患者，特别是克罗恩病患者，对蛋白质、碳水化合物、维生素、矿物质等营养物质的消化、吸收能力的下降，使得其进食的大部分营养物质并未被吸收利用。⑤手术影响。切除了部分肠段或者行肠造瘘术不仅会影响患者进食的量和速度，也会导致患者摄入的食物无法完全被消化吸收，影响患者的营养状况。⑥恐惧进食。因为肠道炎症、药物副作用，炎症性肠病患者可能出现恶心、胃口差等情况，其中部分患者会把腹痛归结为吃入的食物的影响，因而恐惧食物，有意或无意地避免吃一些食物，甚至完全不吃食物，导致摄入减少或摄入营养素不均衡。⑦药物影响。如柳氮磺胺吡啶等影响叶酸的吸收；糖皮质激素可减少钙的吸收并影响蛋白质代谢；抗生素可引起维生素K缺乏等。正是因为可能出现以上状况，甚至是几种情况同时存在，所以说充足的营养对炎症性肠病患者非常重要。

 问题6：炎症性肠病患者常见的营养问题有哪些？

为了维持生命和健康，我们必须摄入各种食物，组成这些

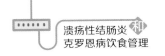

食物的物质被称为营养素。其中，糖类、脂类、蛋白质由于需求量最多，被称为宏量营养素；相对于宏量营养素而言，人体需求量低但至关重要的，能促进人体健康生长和发育所必需的物质称为微量营养素，如维生素或微量元素。最常见的微量营养素包括铁、维生素 B_{12}、维生素 D、叶酸以及锌。有研究表明，多达85%的活动期和缓解期炎症性肠病患者都存在营养不良[1]。与此同时，营养不良还可以导致炎症性肠病患者的预后不良，如住院治疗时间延长。

克罗恩病患者经过相当长一段时间的疾病自然进程后，会逐步出现营养不良问题，而溃疡性结肠炎患者在缓解期能维持较好的营养状况，只有在疾病严重复发需要入院治疗时，才会出现营养不良问题。所以，营养不良在克罗恩病患者中较溃疡性结肠炎患者中更常见，并且活动期较缓解期更常见。有学者指出，因蛋白质-能量不足导致的营养不良发生在20%~85%的克罗恩病患者中，尤其是病变部位在小肠的患者发生风险最高。因为克罗恩病好发于回肠末端和右侧结肠段，影响胃肠道消化吸收的能力；而溃疡性结肠炎仅限于结肠，极少直接影响胃肠道的功能[2]。但溃疡性结肠炎患者也容易出现营养不良，尤其是缺铁性贫血导致的血液损失发生在多达80%的患者身上。在炎症性肠病中，营养不良的严重程度受疾病的活动状态、持续时间和病变范围影响。活动期炎症性肠病患者，尤其是药物治疗效果不佳的患者，更容易出现营养不良问题。营养不良是炎症性肠病最主要的并发症，有许多危害，可导致患者生活质量降低、预后差。在儿童中，炎症性肠病的影响比成人更为严重，营养不良可以影响儿童的生长发育，使儿童发育迟滞，出现低身高、低体重，引起性发育时间延后，生长发育受限导致患者成年期身材矮小。有研究显示，生长障碍在儿童炎症性肠病患者中出现的比例为12%～46%。

流行病学分析发现，有65%～75%的克罗恩病患者和18%～62%的溃疡性结肠炎患者存在营养不良问题[3]。且无论是克罗恩病或是溃疡性结肠炎患者，其营养不良的发生率均高于非炎症性肠病患者[4]。北京一项对786例炎症性肠病患者的调查发现，有28.88%的炎症性肠病患者存在营养不良发生风险[5]；曹磊等[6]学者对118例克罗恩病住院患者进行营养风险筛查发现，患者营养不良发生风险为75.4%。

导致炎症性肠病患者营养不良的因素有：经口腔摄入食物的减少；胃肠道受损加剧吸收障碍；药物和营养之间的相互作用；患病后对营养的需求增加。腹泻可能会影响锌、钾和镁的吸收。脂肪泻影响钙、锌、镁和铜的吸收。炎症性肠病患者的营养不良主要为蛋白质–能量不足导致的营养不良，也常存在维生素（如维生素D、维生素B_{12}、叶酸）、矿物质（如钙、铁）和微量元素（如锌）等的缺乏。如克罗恩病与溃疡性结肠炎患者饮食指南[7]中指出65%～75%的患者可发生营养不良，包括蛋白丢失、缺铁性贫血、缺乏钙、叶酸、铁、锌、维生素D、维生素K、维生素B_{12}；40%～50%的患者可出现骨质减少；5%～36%的患者可出

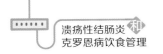
现骨质疏松。炎症性肠病患者的营养缺乏在文献中有详细描述，建议患者群体进行营养缺乏筛查，并进行适当的营养咨询，考虑根据病史补充维生素、矿物质或特定营养素。

参考文献

[1] Forbes A, Escher J, Hebuterne X, et al. Espen guideline: Clinical nutrition in inflammatory bowel disease[J]. Clin Nutr, 2017, 36(2): 321-347.

[2] Goh J, Morain C. Nutrition and adult inflammatory bowel disease[J]. Aliment Pharmacol Ther, 2003, 17(3): 307-320.

[3] Scaldaferri F, Pizzoferrato M, Lopetuso L. Nutrition and IBD: Malnutrition and/or sarcopenia? A practical guide[J]. Gastroenterology Research and Practice, 2017: 8646495.

[4] Nguyen G, Munsell M, Harris M. Nationwide prevalence and prognostic significance of clinically diagnosable protein-calorie malnutrition in hospitalized inflammatory bowel disease patients[J]. Inflamm Bowel Dis, 2008, 14(8): 1105-1111.

[5] 魏天桐，王卉，高媛，等. 北京大学第一医院消化内科2015年住院患者营养风险筛查和营养支持调查[J]. 实用预防医学, 2017, 24(4): 419-422.

[6] 曹磊，朱维铭，李毅，等. 克罗恩病住院病人的营养风险筛查[J]. 肠外与肠内营养, 2013, 20(2): 78-80.

[7] Brown A, Rampertab S, Mullin G. Existing dietary guidelines for Crohn's disease and ulcerative colitis[J]. Expert Rev Gastroenterol Hepatol, 2011, 5(3): 411-425.

第二章

饮食与炎症性肠病发病的关系

 问题7：饮食与炎症性肠病发病有关系吗?

到目前为止，引起炎症性肠病的确切原因尚不明确。有研究者发现，饮食和炎症性肠病之间可能存在关系，比如怀疑可能是因为吃了某些食物或含有某种有害成分的食物，引发肠道免疫机制异常，造成胃肠道黏膜的免疫损伤等。但是，目前并没有科学证据证实是饮食引起了炎症性肠病。也就是说，当前科学证据并不支持某种或某些食物在引起克罗恩病或溃疡性结肠炎中的作用。但较差的饮食习惯，或典型的西式饮食习惯，食用富含饱和脂肪的"垃圾食品"（如油炸食品、人造奶油制品等）等，常被认为是导致基因易感人群发生克罗恩病的可能因素。

 问题8：炎症性肠病是食物过敏引起的吗?

不是的。虽然有患者确实对某些食物存在过敏反应，但不论是溃疡性结肠炎还是克罗恩病的发病，都与食物过敏无关。因为炎症性肠病的症状与食物有关，炎症性肠病患者可能会认为他们

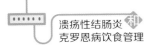
对某些食物过敏。当然，有些炎症性肠病患者也会有食物过敏。最常见的可引起过敏反应的食物有牛奶、鸡蛋、花生、树类坚果（如核桃、杏仁、腰果、开心果和碧根果）、小麦、大豆、鱼和贝类。辨别真正的食物过敏和食物不耐受非常重要。食物过敏与免疫系统应答有关，可以造成严重甚至致命的反应，而食物不耐受只会引起胃肠道症状。食物不耐受人数远远多于真正的食物过敏。当然，过敏测试并不总是可靠的，可尝试进行为期2周的排除饮食试验，评估胃肠道症状是否改善。

问题9：蛋白质与炎症性肠病发病有关系吗？

有关蛋白质与炎症性肠病发病关系的探讨，最早源于牛奶摄入与溃疡性结肠炎的发病研究。国外有学者认为[1]，牛奶过敏是溃疡性结肠炎的发病原因之一。进一步的研究则显示，这可能与患者乳糖酶活性降低，存在乳糖不耐受有关。也有学者发现[2]，与对照组相比，溃疡性结肠炎患者发病前饮食中蛋白质摄入量增加，而克罗恩病患者则无此现象。欧洲的一项大型前瞻性研究表明，过量摄入蛋白质，尤其是动物蛋白，与炎症性肠病发病有关[3]。动物蛋白的来源中，红肉类和鱼类的高摄入量可使炎症性肠病发病风险增加。也有研究表明[4]，蛋白质摄入量与炎症性肠病发病无关。我国学者滕卫军[5]、史肖华等[6]指出，常食蛋类、牛奶可能会增加炎症性肠病的发生风险。但因为这些研究多为回顾性调查，结论仍有待进一步证实。

 问题10：碳水化合物与炎症性肠病发病有关系吗？

1977年，碳水化合物首次被认为是炎症性肠病的饮食危险因素，当时有调查显示，与健康对照组相比，英国的克罗恩病患者早餐玉米片的摄入量较高[7]。目前，多数调查显示，高糖摄入与炎症性肠病的发病呈正相关，如Reif等[4]调查了87例炎症性肠病患者发病前的食谱，发现高糖摄入可增加患病风险；Sakamoto等[8]调查了108例克罗恩病患者发病前的饮食情况，结果显示，糖、甜味剂、甜食的摄入与克罗恩病的发病呈正相关；Russel等[9]在一项流行病学调查中分析了398例溃疡性结肠炎患者和290例克罗恩病患者的食谱发现，常摄入含糖量高的食物（如巧克力、口香糖、可乐等）的人群易患炎症性肠病。有学者认为，碳水化合物可促进肠道细菌生长，导致肠道微生态失调。我国学者认为，甜食可能是克罗恩病的危险因素，但与溃疡性结肠炎的发病无关。

 问题11：脂肪与炎症性肠病发病有关系吗？

在国外，不少学者报道脂肪的摄入与炎症性肠病的发病也有关联，如Reif等[4]的调查表明，炎症性肠病患者发病前，饮食中脂肪的摄入量增加，尤其是动物脂肪和胆固醇；Geerling等[10]的

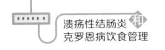

研究显示，大量摄入含单不饱和脂肪酸、多不饱和脂肪酸的脂肪与溃疡性结肠炎的发病呈正相关；日本的一项调查指出，总脂肪，含单不饱和脂肪酸、多不饱和脂肪酸脂肪的摄入与克罗恩病的发病呈正相关[8]。另有研究发现[9]，常摄入含人造脂肪的快餐食品的人群易患炎症性肠病。Ananthakrishnan 等[11]长达26年的大型前瞻性队列研究发现，总脂肪摄入量的高低与炎症性肠病的患病率并不相关。而2008年中国溃疡性结肠炎协作组[12]的调查显示，油炸食物并非溃疡性结肠炎的发病危险因素。2011年的一篇系统综述表明[13]，总脂肪、多不饱和脂肪酸、Ω-6脂肪酸、肉类摄入量的增多与克罗恩病、溃疡性结肠炎的发病风险增加有关。进一步研究表明，脂肪类型对疾病的发病机理有特定影响。饮食中的脂肪含有饱和脂肪酸、单不饱和脂肪酸、多不饱和脂肪酸和反式脂肪酸。多不饱和脂肪酸有Ω-3多不饱和脂肪酸和Ω-6多不饱和脂肪酸两种主要类型，必须通过饮食供给。值得一提的是，Ω-3多不饱和脂肪酸被认为具有抗炎作用，而Ω-6多不饱和脂肪酸被认为具有促炎性质。两者的比例平衡对健康非常关键。不少研究指出，Ω-3多不饱和脂肪酸可能会降低克罗恩病的发病风险，但其对于溃疡性结肠炎的保护作用较弱。Ω-6多不饱和脂肪酸的摄入则可能会增加溃疡性结肠炎和克罗恩病的发病风险。高脂饮食促进肠道炎症的机制被认为包括肠道屏障和肠道菌群组成改变两种。但是，单单高脂饮食不足以导致炎症性肠病，还与其他环境作用或基因有关。总体来说，摄入过多的总脂肪量和

Ω-6多不饱和脂肪酸似乎与克罗恩病和溃疡性结肠炎的患病率增长有关。

 问题12：蔬菜、水果与炎症性肠病发病有关系吗？

国外不少学者报道，蔬菜和水果可降低炎症性肠病的发病率。如Reif等[4]发现，饮食中水果的摄入可降低炎症性肠病的患病率。Bianchi等[14]的研究显示，似乎进食蔬菜和水果的人患溃疡性结肠炎的风险会降低，可能与膳食纤维摄入增加有关。近年的一项Meta分析表明[15]，进食蔬菜和水果可能降低溃疡性结肠炎和克罗恩病的发病率，进食蔬菜对克罗恩病发病的保护作用仅见于欧洲的研究；但因为纳入的研究均为病例对照设计，可能会存在回忆偏倚，该结果仍需进一步证实。

 问题13：其他食物成分与炎症性肠病发病有关系吗？

有研究发现，摄入食物中含有无营养价值的微颗粒物质，如污染物、食品添加剂、防腐剂、抗凝结物等可增加炎症性肠病的发病率[16]。在美国，随着加工食物的生产，人们对加工食物的摄入量也在增多，而炎症性肠病的发病率呈上升趋势。有研究显示，添加剂可能会引起肠道屏障改变、微生物移位、细菌过度繁殖、免疫反应受损，从而增加炎症性肠病易感性[17]。

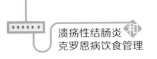

参考文献

[1] Andresen AFR. Gastrointestinal manifestations of food allergy[J]. Med J Rec, 1925, 122: 171-175.

[2] Tragnone A, Valpiani D, Miglio F, et al. Dietary habits as risk factors for inflammatory bowel disease. Eur J Gastroenterol & Hepatol, 1995, 7: 47-51.

[3] Jantchou P, Morois S, Clavel-Chapelon F, et al. Animal protein intake and risk of inflammatory bowel disease: The e3n prospective study[J]. Am J Gastroenterol, 2010, 105(10): 2195-2201.

[4] Reif S, Klein I, Lubin F, et al. Pre-illness dietary factors in inflammatory bowel disease. Gut, 1997, 40: 754-760.

[5] 滕卫军. 炎症性肠病 nod2/card15 基因多态性相关性分析及危险因素流行病学调查 [D]. 杭州: 浙江大学, 2009.

[6] 史肖华, 郑家驹, 郭志荣, 等. 克罗恩病发病相关因素的病例对照研究 [J]. 胃肠病学, 2008, 13(5): 293-296.

[7] James A. Breakfast and Crohn's disease[J]. Br Med J, 1977, 1(6066): 943-945.

[8] Sakamoto N, Kono S, Wakai K, et al. Dietary risk factors for inflammatory bowel disease: A multicenter case-control study in Japan[J]. Inflamm Bowel Dis, 2005, 11(2): 154-163.

[9] Russel M, Engels L, Muris J, et al. Modern life' in the epidemiology of inflammatory bowel disease: A case-control study with special emphasis on nutritional factors[J]. Eur J Gastroenterol Hepatol, 1998, 10(3): 243-249.

[10] Geerling B J, Dagnelie P C, Badart-Smook A, et al. Diet as a risk factor for the development of ulcerative Colitis[J]. Am J Gastroenterol, 2000, 95: 1008-1013.

[11] Ananthakrishnan A, Khalili H, Konijeti G, et al. Long-term intake of dietary fat and risk of ulcerative colitis and Crohn's disease[J]. Gut, 2014, 63(5): 776-784.

[12] 中国溃疡性结肠炎协作组.溃疡性结肠炎危险因素的病例对照研究[J].中华消化杂志, 2008, 28(2): 108-110.

[13] Hou J, Abraham B, Serag H. Dietary intake and risk of developing inflammatory bowel disease: A systematic review of the literature[J]. Am J Gastroenterol, 2011, 106(4): 563-573.

[14] Bianchi P G, Panza E. Smoking, sugar, and inflammatory bowel disease[J]. Br Med J, 1985, 291(6500): 971-972.

[15] Li F, Liu X, Wang W, et al. Consumption of vegetables and fruit and the risk of inflammatory bowel disease: A meta-analysis[J]. Eur J Gastroenterol Hepatol, 2015, 27(6): 623-630.

[16] Mahmud N, Weir D. The urban diet and Crohn's disease: Is there a relationship?[J]. Eur J Gastroenterol Hepatol, 2001, 13(2): 93-95.

[17] Dixon L, Kabi A, Nickerson K, et al. Combinatorial effects of diet and genetics on inflammatory bowel disease pathogenesis[J]. Inflamm Bowel Dis, 2015, 21(4): 912-922.

第三章

饮食与炎症性肠病症状的关系

 问题14：饮食与炎症性肠病症状有关系吗？

并没有证据表明饮食会导致炎症性肠病。但是，一旦得了炎症性肠病，患者还是需要注意饮食。因为饮食与炎症性肠病的腹痛、腹泻等症状有一定关系。

国外开展了一些有关饮食对炎症性肠病患者消化道症状影响的调查。冰岛的一项针对78位炎症性肠病患者的调查显示，多数患者（87%）声称饮食影响其消化道症状，72%的患者因此改变了饮食习惯[1]。英国的一项包括168位炎症性肠病患者的调查显示，42%的患者认为食物严重影响了他们的症状，51%的患者认为饮食对控制症状很重要[2]。澳大利亚的一项包括928位炎症性肠病患者的调查发现，71%的患者认为饮食影响了他们的疾病，多数受访者认为进食辛辣食物、高纤维食物、乳制品和坚果加重了炎症性肠病的症状[3]。新西兰的一项针对446名白种克罗恩病患者的饮食调查发现，葡萄柚、辣椒、玉米类食物、花生、奶油等通常会加重患者的症状；另外，猕猴桃、西梅、苹果等食物对一些患者的症状改善有益，而对另一些患者却有害[4]。美国的一项包括6768名炎症性肠病患者的研究表明，患者通常反映酸奶、米饭和香蕉能改善症状，而蔬菜、辛辣食物、水果、坚果、油炸食品、牛奶及其他奶制品、红肉、碳酸饮料、爆米花、酒精、高纤维食物、玉米、油腻食物、咖啡和豆类等会加重症状[5]。

综上所述，目前虽然尚未明确哪些食物会加重炎症性肠病患者的肠道炎症，但是患者可能会发现进食某些食物后如腹痛、腹泻等疾病症状加重，这种现象在疾病活动期更为明显。这些可能会加重患者临床症状的食物对每位炎症性肠病患者来说有所不同，患者可根据本书中的介绍，找到自身不耐受的食物。注意饮食不仅在一定程度上能帮助患者减轻症状、改善营养状况，还能促进恢复。摸索到适合患者个体情况的饮食是管理疾病过程中非常重要的一部分。

 问题15：饮食与药物疗效有关系吗？

目前，饮食与药物疗效关系方面的研究较少。有评论认为，在克罗恩病患者中，肠内营养与生物制剂联合使用的缓解率优于单用生物制剂[6]。美国的一项研究表明，在接受氨基水杨酸治疗的400多例缓解期溃疡性结肠炎患者中，饮食中特殊脂肪酸的高摄入，包括豆蔻酸（在棕榈油、椰子油和脂肪奶制品常见），与复发率升高有关[7]。

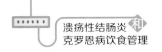

 问题16：饮食与炎症性肠病复发有关系吗？

饮食被认为与炎症性肠病的复发密切相关。早在1985年就有研究指出，克罗恩病患者可因进食乳制品等食物而疾病复发[8]。这篇文章[8]指出，去除饮食中的牛奶后，患者的症状得到了不同程度的改善，这可能与炎症性肠病患者乳糖不耐受或肠道炎症活动期乳糖不耐受有关。2004年一项对191例缓解期溃疡性结肠炎患者进行的为期1年的前瞻性队列研究发现，饮食中肉类（尤其是红肉和加工肉类）、高蛋白食物和酒精的摄入与溃疡性结肠炎的复发率呈正相关[9]。2014年英国的一项前瞻性随机对照研究表明[10]，包含低脂、低碳水化合物、低纤维、高蛋白、增加益生菌、少食多餐，剔除乳制品（针对乳糖不耐受患者）等相关综合性的饮食指导4～6周后可改善溃疡性结肠炎患者的症状。但是饮食与炎症性肠病复发的关系研究目前尚不够深入，相关研究结果有待进一步证实。

 问题17：炎症性肠病患者老是要排气，怎么办？

许多炎症性肠病患者非常关注排气给其带来的影响，如肚子咕噜噜叫、肚子疼痛、屁臭等。无论是否是炎症性肠病患者，排气都是正常的生理现象。目前并没有证据表明，炎症性肠病患者比其他人群肠道排气增多。一般来说，人们每天都会通过正常的消化过程产生数升气体，大多数人每天排气15～40次，只是我们没有意识到这点。

在吃东西、喝水或说话的时候，咽下太多空气可能会导致排气增多；紧张、吸烟可能也会吸入更多空气，导致排气增多。而结肠细菌消化食物时产生过多气体可能也是导致肠道排气增多的原因。摄入某些食物和碳酸饮料也可能会导致排气增多。蔬菜如豌豆、甘蓝、包心菜等很难被人体消化，但能通过产气细菌消化引起产气；进食含有山梨醇（一种人工甜味剂）的食物也能导致这样的问题；乳糖不耐受也能引起产气。研究表明，病变累及小肠的克罗恩病患者更可能是乳糖不耐受者。此外，小肠消化吸收食物功能不佳（常为克罗恩病的特征）意味着更多没有消化的食物进入结肠，导致更多气体产生。研究也表明，有些人可能比其他人的肠道有更多细菌或者产生更多气体。

对于老是要排气的情况，我们可从多方面给出缓解症状的建议。

食物方面：有些人进食某些食物排气会增多，有些人却不会，这方面存在个体差异，减少或避免进食可能易致排气增多的食物对改善老是要排气的问题似乎有帮助。根据饮食日记情况，发现哪些可能是加重排气增多的食物。可能会增加排气的食物有：如豌豆、干豆等豆类食物；花菜、西兰花、包心菜、紫甘蓝、洋葱等蔬菜；含人工甜味剂（如山梨醇等）的食品、碳酸饮料（本身含有气体）、酒类饮料（增加肠道气体产生量）、含咖啡因的饮品（如茶、咖啡、可乐等）、辛辣食物；鸡蛋和高脂肪食

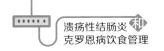

品如腊肠等（易导致屁臭）。

进餐方面：少量多餐（建议每天5～6餐，因为空的肠道会产生更多气体），闭上嘴巴细嚼慢咽，防止吞下过多空气导致腹胀。有的患者发现，自己在晚上吃大餐后会出现排气增多或者其他胃肠道症状。我们建议存在这样情况的患者早点吃晚饭；同时，建议患者多喝水，理想的饮水量为每天1.2升（大约6杯），不要一下子喝太多太快，应小口小口地喝，不建议患者使用吸管喝水或饮用其他液体物质，因为这样容易导致患者咽下过多空气，引起腹胀。

进餐环境方面：营造放松、舒适的进餐环境，因为进餐时精神紧张会影响消化。

其他方面：生活中要学会调节压力，放松身心，过度紧张会导致过多的吸入空气，患者可以尝试深呼吸进行调节。避免久坐，建议患者至少每半个小时活动一次，可以舒展手臂、颈部，也可按摩腹部。规律锻炼能促进食物消化。

问题18：炎症性肠病患者如何找到可能引起排气增多的食物？

患者可能知道自己对某种食物和某种食物成分敏感或不耐受。如果患者想识别引起腹胀和排气的食物，持续一两周记录饮食日记是有帮助的。写下所有饮食以及进食后自己的感受。在短期时间内（4～6周）排除某种食物，观察排气症状是否好转是值得尝试的。记住维持饮食平衡很重要，忌食大量食物意味着错过许多营养素。如果患者想长期或广泛地限制饮食，需告知主治医生。

参考文献

[1] Vidarsdottir J, Johannsdottir S, Thorsdottir I, et al. A cross-sectional study on nutrient intake and -status in inflammatory bowel disease patients[J]. Nutr J, 2016, 15(1): 61.

[2] Kinsey L, Burden S. A survey of people with inflammatory bowel disease to investigate their views of food and nutritional issues[J]. 2016, 70(7): 852-854.

[3] Holt D, Strauss B, Moore G. Patients with inflammatory bowel disease and their treating clinicians have different views regarding diet[J]. J Hum Nutr Diet, 2017, 30(1): 66-72.

[4] Triggs C, Munday K, Hu R, et al. Dietary factors in chronic inflammation: Food tolerances and intolerances of a New Zealand Caucasian Crohn's disease population[J]. Mutat Res, 2010, 690(1-2): 123-138.

[5] Cohen A, Lee D, Long M, et al. Dietary patterns and self-reported associations of diet with symptoms of inflammatory bowel disease[J]. Dig Dis Sci, 2013, 58(5): 1322-1328.

[6] Pabby V, Friedman S. Diet affects symptoms and medication response in inflammatory bowel disease[J]. Dig Dis Sci, 2013, 58(5): 1173-1174.

[7] Barnes E, Nestor M, Onyewadume L, et al. High dietary intake of specific fatty acids increases risk of flares in patients with ulcerative colitis in remission during treatment with aminosalicylates[J]. Clin Gastroenterol Hepatol, 2017, 15(9): 1390-1396.

[8] Jones V, Dickinson R, Workman E, et al. Crohn's disease: Maintenance of remission by diet[J]. Lancet, 1985, 2(8448): 177-180.

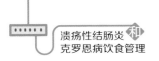
[9]   Jowett S, Seal C, Pearce M, et al. Influence of dietary factors on the clinical course of ulcerative colitis: A prospective cohort study[J]. Gut, 2004, 53(10): 1479-1484.

[10] Kyaw M, Moshkovska T, Mayberry J. A prospective, randomized, controlled, exploratory study of comprehensive dietary advice in ulcerative colitis: Impact on disease activity and quality of life[J]. Eur J Gastroenterol Hepatol, 2014, 26(8): 910-917.

第四章

炎症性肠病患者的饮食管理工具

 问题19：炎症性肠病患者该如何使用饮食日记?

患者寻找适合自己的个体化饮食管理方案需要一个不断摸索的过程。在此过程中，寻找患者能耐受和不能耐受的食物是饮食管理的重要内容，而这可以通过记饮食日记的方式实现。饮食日记能清楚地记录患者摄入的食物种类、摄入营养的量，以及饮食后的身体情况等。饮食日记可帮助患者发现自身不能耐受的饮食，判断饮食是否营养均衡；同时，医生、护士和营养师还可根据患者饮食日记反映的问题，对其进行有针对性的饮食指导。

记饮食日记需要长期坚持。患者可以准备一个专门的饮食日记本进行记录。记录的主要内容包括：进食时间；进食食物的种类、量和烹调方式；进食后身体的反应；每日大便的次数、颜色、性状；用药情况等。患者可以在就诊时带上自己的饮食日记本，以便医生或营养师提供治疗建议。表4-1是饮食日记的一个模板（患者使用后普遍反映此饮食日记模板设计合理、便于使用；其他这一栏用于患者记录自己认为重要的信息）[1]。

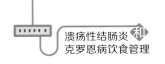
表4-1　炎症性肠病患者饮食日记模板

姓名：　　　　性别：　　　　年龄：　　　　诊断：

日期	时间	地点	进食的食物种类、量和烹饪方法	胃肠反应	反应距进食时间	用药情况	整体感觉	大便情况	其他

问题20：炎症性肠病患者可以使用的疾病管理软件有哪些？

目前，辅助炎症性肠病患者进行疾病管理的移动应用软件种类较多。以疾病知识和疾病管理功能为主，大部分应用程序由国外开发。国内有一款辅助炎症性肠病患者自我管理的软件，由周云仙团队联合炎症性肠病专科医生、炎症性肠病护理专家、软件工程师，根据患者需求开发。目前，该软件包括网页版和安卓系统手机版[2]。两者功能相同，可实时同步，数据统一存储于云端，主要模块包括健康教育、我的病历、虚拟社区和我的提醒。其中，健康教育模块采用问答形式，语言通俗易懂；我的病历模块格式化记录患者疾病活动指数、饮食、用药、化验检查等，并以曲线图形式显示动态变化；虚拟社区模块为医护浏览患者疾病记录，进行有针对性指导提供平台，并为患者与医护、病友交流疾病知识、分享患病体验提供渠道；我的提醒模块让患者能根据自身需求，有选择地设置提示，如用药时间、门诊复查时间、特殊检查等提醒。该软件已进行可用性测试，总体反映较好[3]。

参考文献

[1]   周云仙, 应立英. 炎症性肠病患者饮食日记本的设计与应用 [J]. 护理学杂志, 2013, 28(9): 8-10.

[2]   周云仙, 阮佳音, 杨大干.炎症性肠病患者自我管理软件的设计 [J].中国数字医学, 2016, 11(2): 64-66.

[3]   阮佳音, 吴林晔, 李芳, 等.炎症性肠病病人自我管理软件的可用性评价 [J].护理研究, 2017, 31(11): 1329-1333.

第五章

炎症性肠病患者的饮食习惯

 问题21：炎症性肠病患者的饮食禁忌和不耐受情况如何处理？

调查发现，多数炎症性肠病患者有饮食不耐受，且存在个体差异。

Pearson 等[1] 发现，克罗恩病患者常见的不耐受饮食包括牛奶、花生、小麦和柑橘等。Ballegaard 等[2] 指出，炎症性肠病患者不耐受的饮食主要包括洋葱、卷心菜、苹果、草莓和柑橘等。冰岛的一项针对78位炎症性肠病患者的调查显示，炎症性肠病患者最常见的禁忌食物是乳制品（60%）、加工肉类（55%）、软饮料（46%）、含酒精饮料（45%）、快餐（44%）和辛辣食物

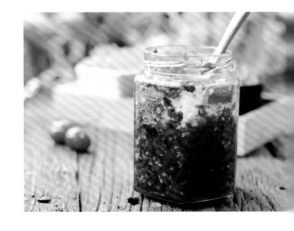

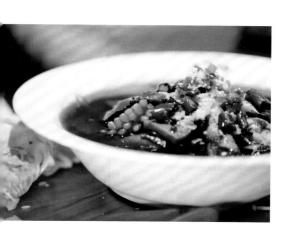

（41%）[3]。英国的一项包括168位炎症性肠病患者的调查表明，乳制品、辛辣食物是常见的诱发胃肠道症状的饮食。多数报告显示，与溃疡性结肠炎患者相比，克罗恩病患者进食肉类、油腻食物、巧克力和沙拉更易诱发胃肠道症状。与溃疡性结肠炎患者相比，更多的克罗恩病患者禁忌肉类和巧克力[4]。

国内的一项包括81例炎症性肠病患者的调查表明，克罗恩病患者常见不耐受饮食为乳制品（38.0%）、冰冷食物（30.0%）和油腻食物（24.0%）等，常见禁忌饮食为辛辣食物（60.0%）、乳制品（42.0%）、海产品（42.0%）和生冷食物（42.0%）等[5]。溃疡性结肠炎患者常见不耐受饮食为辛辣食物（29.0%）、生冷食物（25.8%）、乳制品（25.8%）、酒类（25.8%）和油腻食物（25.8%）等，常见禁忌饮食为辛辣食物（61.3%）、酒类（58.1%）、生冷食物（48.4%）和乳制品（45.2%）等[5]。国内另一项通过对35例炎症性肠病患者为期2周的饮食日记记录分析表明，酒类、油腻食物、乳制品等饮食与炎症性肠病患者的胃肠道症状密切相关，且不同患者存在个体差异[6]。多数学者认为，找到不耐受的

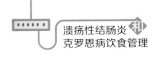

饮食并在日常生活中予以排除，是减轻炎症性肠病患者胃肠道症状的重要措施。过度限制饮食在炎症性肠病患者群体中非常普遍，这可能会影响患者的营养和康复。

 问题22：炎症性肠病患者是否该有饮食禁忌？

基于饮食不耐受的个体差异，很难确定所有溃疡性结肠炎或克罗恩病患者都应避免的食物，不建议患者仅凭他人的建议就禁忌某些饮食。调查发现，不是所有的炎症性肠病患者都不能进食乳制品，部分患者毫无依据地禁忌乳制品，很可能是弊大于利。由于肠道炎症影响营养物质的消化吸收，许多炎症性肠病患者存在一定程度的营养不良。盲目或过度限制饮食会加重患者的营养不良情况。调查还发现，同一食物的不同烹饪方法对患者肠道的耐受性也有影响。如对清蒸土豆或水煮鸡蛋患者一般都耐受良好，而油炸土豆或煎荷包蛋则因其脂肪含量增高使部分患者出现肠道不耐受。此外，辛辣食物、刺激性调料（如辣椒、生姜、大蒜等）的添加也可导致一些患者出现肠道不耐受。更重要的是，饮食是人生活的重要组成部分，几乎所有的社交活动如假日聚会、朋友聚会等都会涉及聚餐，过度限制饮食会对那些本来就因为肠道和全身症状而社交受限的患者的生活质量进一步造成不良影响。

有些患者在没有科学依据的情况下过度限制饮食，他们排除

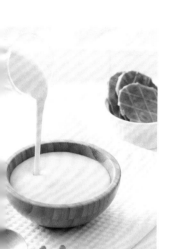

的不是具体某种食物，而是一大类食物。从短期来看，限制饮食能在一定程度上改善某些症状，但这不仅可导致患者缺乏某种营养素，同时也很难长久坚持。希望患者不要轻易限制食物，除非很确定引起症状的食物。如果限制了某种食物，则有必要用含同类营养物质的食物来代替。患者如限制了牛奶，则可摄入含钙丰富的其他食物如豆奶。当患者没有腹痛、腹胀等不适症状时，应该放宽食物选择范围。如果患者没有肠道狭窄等情况，更应该放心地正常饮食。

 问题23：炎症性肠病患者是否可进食快餐或"垃圾食品"？

炎症性肠病患者面临许多挑战，其中之一是必须摄入高营养的食物。某些快餐可以提供热量和有价值的营养物质。例如比萨饼、奶酪可提供钙、蛋白质、维生素D和B族维生素；番

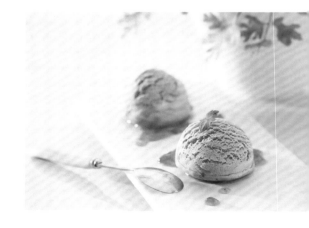

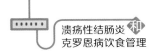

茄酱可提供维生素A和C；奶昔和冰激凌也是钙、蛋白质与热量的良好来源。其他食物如汉堡包或芝士汉堡也是如此。总之，炎症性肠病患者可以少量食用垃圾食品。

 问题24：炎症性肠病患者可以喝牛奶吗？

牛奶是最古老的天然饮料之一，被誉为"白色血液"，含有丰富的矿物质，如钙、磷、铁、锌、铜、锰和钼。牛奶的种类多样，主要包括巴氏消毒奶、常温奶、还原奶、生鲜牛奶、无抗奶和灭菌牛奶等。

目前，炎症性肠病权威组织和指南均指出，乳制品是炎症性肠病患者健康均衡饮食的重要组成部分[7]。但针对炎症性肠病患者能否喝牛奶这一问题，不同学者持有不同意见，且与患者的疾病类型、是否牛奶过敏、是否乳糖不耐受及牛奶的类型等有关。

牛奶可能是溃疡性结肠炎患者最常见的肠道刺激性抗原之一。这一观点早在20世纪中期便由美国学者Andreson[8]提出，并得到其他学者的进一步证实[9]。如伊朗一项病例对照研究[10]证实，有些溃疡性结肠炎患者对牛奶和酪蛋白过敏，饮用牛奶会加重其肠道炎症。我国一项采用酶联免疫吸附法监测溃疡性结肠炎患者血清中食物特异性IgG抗体的研究发现，牛奶是溃疡性结肠炎患者不耐受发生率较高的食物之一[11]，这可能与牛奶中含有乳蛋白、乳糖等成分，或者被微生物污染后携带副结核分枝杆菌经加工未灭活等因素有关。因此，对牛奶敏感的溃疡性结肠炎患者进行疾病管理时，不建议其服用牛奶。但对牛奶不敏感的溃疡性结肠炎患者，排除牛奶的饮食并不能使其获益。此外，日本一项双盲对照研究证实[12]，与安慰剂组相比，发酵牛奶并不能降低溃疡性结肠炎的复发率。

牛奶与克罗恩病关系的研究更多聚焦于发病机制方面，与疾病症状关系的研究较少。来自希腊和荷兰的两项研究均发现，牛奶的摄入量可能与克罗恩病患病风险有关，但具体关系并不清楚[13, 14]。在与疾病症状相关性方面，我国一项问卷调查研究[15]显示，部分克罗恩病患者会因饮用牛奶腹泻而避免摄入牛奶。但炎症性肠病患者在毫无依据的情况下限制摄入牛奶，会对他们自身的营养状态产生不利影响。并且，很多时候炎症性肠病患者发现自己喝牛奶后出现腹泻、腹痛、腹胀等症状，很可能是这些患者存在乳糖不耐受。乳糖不耐受症状与炎症性肠病症状非常相似，但可以通过简单的乳糖耐受试验进行区别。乳糖不耐受与乳糖摄入量有关。乳糖不耐受患者也不需要完全无乳糖饮食，可以尝试做一些饮食调整，如减少乳糖摄入量、少量多次饮用、混合饮食、服用乳糖酶或含乳糖酶的奶粉、寻找豆奶等替换食品。如果没有科学依据证实摄入牛奶对患者不利，则不建议限制牛奶摄入。根据美国营养协会的建议[16]，炎症性肠病患者可以尝试喝白脱牛奶、脱脂牛奶、低脂牛奶和奶粉，但应避免饮用全脂牛奶。炎症性肠病患者也可尝试饮用马奶或山羊奶，尤其适用于患

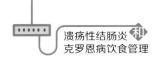

有复发性口腔溃疡的患者。当然，具体的实施情况，需要与主治医生联系，根据实际情况进行调整。

 问题25：炎症性肠病患者可以进食酸奶吗？

酸奶是以牛奶为原料，经过巴氏杀菌后再向牛奶中添加益生菌（发酵剂），经发酵后再冷却罐装的一种乳制品。除保留了鲜牛奶的全部营养成分外，酸奶中的乳酸菌还可以产生人体营养所必需的多种维生素，如维生素B_1、维生素B_2、维生素B_6、维生素B_{12}等。酸奶主要可以分为酸乳、发酵乳、风味酸乳和风味发酵乳四类。

目前，国内外对酸奶与炎症性肠病相关性的研究不多，且以动物实验研究为主。Chaves等[17]利用炎症性肠病小鼠模型进行研究发现，酸奶可以通过调节T细胞扩增和Toll样受体数量（TLR4+减少，TLR9+增多），从而对急性肠道炎症产生抗炎的作用。加拿大学者Lorea等[18]给20名炎症性肠病患者和20名健康对照者连续30天摄入等量益生菌酸奶后发现，炎症性肠病患者外周血中的CD4和CD25的比例显著增加，进而产生抗炎作用。我国的一项研究[19]发现，谷氨酰胺颗粒强化肠内营养制剂、双歧杆菌强化酸奶和焦米糊三联疗法，可有效治疗活动期溃疡性结肠炎。有临床随机对照研究发现，除抗炎作用外，酸奶还可以使溃疡性结肠炎患者维持缓解状态，预防复发。此外，一项关于炎症性肠病患者饮食观念和饮食模式的研究指出，89.3%的炎症性肠病患者认为，酸奶有利于改善疾病症状。

上述酸奶对炎症性肠病患者的积极作用，可能与酸奶含有的益生菌有抗炎作用有关，也可能与酸奶发酵过程中乳糖酶数量增加有助于乳糖分解而更容易耐受等因素有关，还可能与免疫介导和肠道微环境改变有关。相对于溃疡性结肠炎，在克罗恩病患者中单独就酸奶对疾病影响而开展的研究鲜见。

需要注意的是，尽管酸奶有上述积极作用，但由于目前研究较少、研究设计存在缺陷、缺乏严谨的多中心研究，对于炎症性肠病患者能否喝酸奶这个问题，建议患者在咨询医护人员、营养师的同时，予以个体化考虑，根据自己饮用后身体能否适应来决定是否喝酸奶。考虑到酸奶种类多样，如酸奶饮料、日式发酵乳等，在此，我们给患者一些挑选酸奶的建议，帮助患者更好地选择酸奶。

首先，不是叫"酸奶"的都是酸奶！炎症性肠病患者选择酸奶时，应购买食品名称上写着"发酵乳"三个字的，这些一般都是酸奶。有些可能写着"风味发酵乳"，这些主要是在酸奶中加入了奶、糖、发酵菌种和增稠剂的酸奶。慕斯和布丁属于含奶的甜点，不属于酸奶。酸奶饮料也不属于酸奶，它只是由糖、奶粉、香料、乳酸等加工而成的饮料，这些饮料不含调节肠道的乳酸菌（虽活性乳酸菌饮料含有乳酸菌，但其糖分含量高，不适合天天喝）。

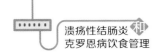

在购买酸奶时可以查看酸奶上贴有的成分标识。建议购买含有双歧杆菌、嗜酸乳杆菌和干酪乳杆菌这类益生菌的酸奶，因为其不仅可以在发酵过程中起作用，更重要的是摄入后它能在肠道中发挥作用，增加肠道有益菌群的数量，从而调节肠道菌群。而仅含有嗜热链球菌和保加利亚乳酸杆菌的酸奶，虽然能发挥发酵酸奶的作用，但这些益生菌无法耐受胃酸和胆汁的杀伤力，绝大多数不会进入大肠，起不到"调节肠道菌群"的作用。

如果患者存在肠道狭窄，喝添加果粒、燕麦等成分的酸奶可能引起患者不适，需要避免饮用这一类酸奶。当然，如果有时间，也可以尝试自己做酸奶，既可以培养兴趣、放松自我，又可以补充营养，放心地享用酸奶。

问题26：炎症性肠病患者可以吃水果吗？

水果可以分为浆果类（如蓝莓、葡萄、草莓等）、柑橘类（如蜜橘、金橘、砂糖橘等）、核果类（如桃、樱桃、李子等）、仁果类（如苹果、梨等）、瓜类（如美人瓜、香瓜、西瓜等）、其他（如菠萝、杧果、椰子等）。水果不但含有丰富的营养，能帮助消化，还具有降血压、减缓衰老、减肥瘦身、保养皮肤、明目、降低胆固醇等作用。

目前，有研究证实，某些水果可能对溃疡性结肠炎患者有利，有些水果则对溃疡性结肠炎患者不利。

　　新西兰学者Nasef等[20]证实了10种水果（蔓越莓、黑加仑、黑莓、覆盆子、青提、李子、梨和黑葡萄），尤其是费约果和黑莓，具有抗炎作用，很可能可以作为炎症性肠病的补充治疗方式。印度学者Kandoia等[21]的一项动物实验研究发现，野草莓提取物具有显著的缓解肠炎的效果，但这种作用明显低于美沙拉嗪的效果。意大利学者Argenio等[22]的一项动物实验研究发现，苹果提取物能够缓解小鼠肠道炎症。Magee等[23]的自我报告研究发现，平均每周吃苹果和梨（390克）、甜瓜（350克）、香蕉（350克）、柑橘类水果（300克）对溃疡性结肠炎患者有利。加拿大学者Denis等[24]指出，干苹果皮中提取的植皮素具有抗炎、抗氧化作用。韩国学者Lee等[25]的一项动物实验研究也有同样发现，苹果植皮素的作用可能与其增加了环氧合酶、抗肿瘤坏死因子的表达，减少了组织谷氨酰胺转移酶蛋白质的降解有关。而墨西哥学者Bueno-Hernandez等[26]的一项前瞻性队列研究发现，最易引起

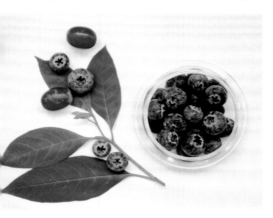

溃疡性结肠炎患者不良症状的水果是李子；同时，需要注意不同的水果对克罗恩病患者的影响存在个体差异。Triggs等[27]的研究结果较好地体现出克罗恩病患者对水果的个体差异性：奇

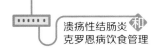
异果和西梅让8%～9%的克罗恩病患者症状缓解，但让约35%的患者症状加重；苹果能够让10%的克罗恩病患者症状缓解，但让约26%的患者症状加重；费约果和树番茄对4%的克罗恩病患者有利，而对25%～30%的克罗恩病患者不利；此外，猕猴桃、西梅、苹果对一些克罗恩病患者症状有益，而对另一些克罗恩病患者却有害。发表在著名杂志 *Lancet* 上的一篇文章[28]曾指出，克罗恩病患者可因食用番茄、柑橘、香蕉而导致症状加重。针对新西兰446名白种克罗恩病患者的调查研究发现，葡萄柚易加重患者症状[27]。英国学者Pearson等[29]发现，柑橘是克罗恩病患者常见的不耐受食物。丹麦学者[5]执有同一观点，他们还指出草莓、苹果也是克罗恩病患者不耐受的食物，而香蕉可能对新西兰克罗恩病患者有益处。

总的来说，炎症性肠病患者可以食用水果，但需要根据患者自身疾病情况和个体情况等进行调整。此外，水果是维生素的主要来源，人们习惯于拿水果，洗洗直接生吃。对于炎症性肠病患者来说，如果病情较轻、疾病稳定，建议削皮、去籽后小口、缓慢地进食。如果肠道存在明显狭窄、梗阻或疾病活动症状（如腹痛、腹泻次数增加，便血明显等），可以尝试把水果煮熟以后再吃。当然，也可以购买一台榨汁机，把新鲜水果榨成果汁来喝。这不仅可以保证维生素摄入，还有利于减轻肠道负担。此外，水果酱、罐装水果、水果沙拉也是享受水果的重要途径。

问题27：炎症性肠病患者可以喝饮料吗？

饮料一般分为不含酒精饮料和含酒精饮料。前者主要包括碳酸类饮料（如可乐、汽水等）、果蔬汁饮料（如各种果汁、蔬菜汁、果蔬混合汁等）、功能饮料、茶类饮料（如各种绿茶、红茶等）、乳饮料（如牛奶、酸奶、奶茶等以鲜乳或乳制品为原料的饮品）和咖啡（含有咖啡成分的饮品）。

由于饮料种类较多，目前有少量研究指出，某些饮料不利于溃疡性结肠炎。英国学者Magee等[23]认为，饮用软饮料的溃疡性结肠炎患者乙状结肠镜检查炎症评分分数更高，这可能与这类饮料中含有抗硫胺素亚硫酸盐添加剂有关。有些饮料含有咖啡因，可能会使患者出现腹泻、腹痛的症状。此外，市场上销售的饮料绝大多数含糖量较高，如各种果汁饮料、碳酸饮料、茶饮料，这些饮料中还可能含有会对人体造成不良影响的色素、香精和防腐

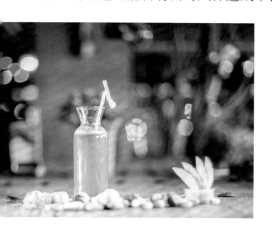

剂。并且，长期饮用饮料本身对人体的健康也不利，易诱发肾结石、肥胖、糖尿病等疾病。

目前有少量研究指出，白开水或有味水对克罗恩病患者一般是有利的[27]，而某些饮料（主要

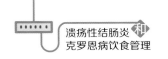

是含糖丰富的饮料和碳酸饮料）对克罗恩病患者有害，但这种作用存在个体差异。对446名新西兰白种克罗恩病患者的调查[27]发现，近60%的研究对象表示他们无法耐受包括红牛、可乐（健怡可乐）、香槟在内的能量饮料。Russel等[30]发现，可乐饮料摄入量与欧洲克罗恩病患者疾病症状的产生呈正相关。含糖饮料的摄入量与炎症性肠病患者的疾病症状、是否需要造口有关。但由于该研究是患者自我报告的回顾性研究，一些患者可能对疾病部位、饮食等存在记忆上的偏差。

但这些研究，并不意味着炎症性肠病患者不能饮用饮料。当炎症性肠病患者处于疾病活动期或腹泻严重时，保持充足的水分非常重要，果汁、柠檬汁、奶昔、水果茶或草药茶（加入蜂蜜或糖将给患者更多能量）等饮料都是很好的选择。因为此时若只喝几乎不含营养成分的液体（水、茶等）意味着患者虽然可以保持机体水分，但是会很快消耗完能量，将会感到不适和虚弱。总之，如果发现自己无法很好地管理疾病，需及时与主管医生联系，寻求帮助。

 问题28：炎症性肠病患者可以喝绿茶吗？

绿茶营养成分丰富，多酚类是茶叶中含量最多的一类可溶性成分，也是茶叶发挥其健康保健功效最主要的物质，最典型的代表是儿茶素（酚），其具有抗氧化（消除氧自由基）、抗炎、降低

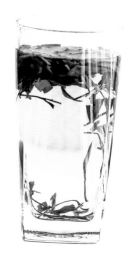

心血管病发病率、预防癌症、降血脂、减少体脂形成、抗菌、改变肠道菌群等多种功效。

意大利学者开展的一项动物实验[31]表明，绿茶提取物可明显缓解动物腹泻，改善体重减轻的情况。印度学者Byrav等[32]的一项动物实验则评估了绿茶对炎症性肠病小鼠的作用，结果显示，单独使用绿茶或联合美沙拉嗪和绿茶均可以减轻小鼠的炎症反应，采用绿茶提取物联合美沙拉嗪治疗可获得比单独使用药物更好的疗效。此外，欧洲学者Bruckner等[33]的动物实验研究发现，同未接受治疗的小鼠相比，联合茶多酚和胡椒碱治疗的小鼠体重丢失有所减少、临床病程得到改善、整体生存率提高。这种缓解肠道炎症、组织损伤减轻的现象与茶多酚减少丙二醛在组织中的聚集有关。

目前，缺乏绿茶对克罗恩病影响的研究，克罗恩病患者可能可以饮用绿茶，但未来还需更多研究予以证实。

 问题29：炎症性肠病患者可以喝咖啡吗？

咖啡包括碳水化合物、脂类、维生素、矿物质、生物碱和酚

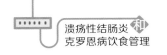
类化合物，提供大量的绿原酸和咖啡因。有研究表明，早逝率、2型糖尿病发病率以及某些癌症发病率的降低都与喝咖啡存在关联。适量饮用咖啡可减轻机体的肌肉疲劳，促进消化液的分泌，还能促进免疫系统功能，具有抗炎的作用。

多项研究发现[34-36]，咖啡会让炎症性肠病患者产生症状或加重原有症状，这可能与咖啡因对炎症的肠腔有刺激作用有关。对于那些平时不习惯饮用含有咖啡因食物的患者，或正处于疾病活动期的患者来说，上述表现则更为明显。故目前学界更建议控制咖啡摄入量或避免咖啡。

但这些研究多以患者自我报告为主，且对咖啡的这种反应存在个体差异。Cohen等[34]有一项597名溃疡性结肠炎患者和1121名克罗恩病患者参与的队列研究显示，咖啡是炎症性肠病患者认为会恶化疾病症状的食物。Joachim[35]指出，咖啡是炎症性肠病患者春秋季饮食中易产生消化道反应的食品。Zallot等[36]发现，25%～80%的炎症性肠病患者表示，咖啡会导致自身疾病复发。

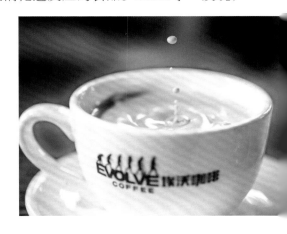

但也有学者认为，咖啡对炎症性肠病患者有利。瑞士学者Barthel等[37]专门就442名炎症性肠病患者咖啡消耗情

况展开研究，73%的患者表示他们平常饮用咖啡，其中96%的患者认为饮用咖啡对疾病有积极作用，平常饮用咖啡的克罗恩病患者比例达72.9%。一项溃疡性结肠炎患者参与的为期12个月的随机双盲双模拟对照研究[38]验证了没药、洋甘菊提取物和碳烤咖啡组合的中草药制剂，对溃疡性结肠炎患者治疗的有效性与美沙拉嗪相似。

综上可见，炎症性肠病患者能否饮用咖啡是一个存在争议的问题，咖啡对炎症性肠病患者的影响还有待更多科研依据的证实。炎症性肠病患者应根据自身情况合理选择咖啡的具体类型，控制合适的量，切忌空腹饮用咖啡。

问题30：炎症性肠病患者可以吃零食吗？

零食根据加工程度，可以分为三类，原产品零食、初加工零食和深加工零食。一般情况下，前两种类型的食品相对健康。

国外学者就零食与溃疡性结肠炎间的关系进行了研究。结果显示，有些零食可能会诱发或加重溃疡性结肠炎患者症状。对27位溃疡性结肠炎患者春秋两季的饮食情况及其消化道反应进行调查后发现[35]，巧克力是诱发患者产生疾病症状的常见零食。溃疡性结肠炎患者认为，爆米花是促使其症状加重的主要食物之一。这可能与零食中所含有的人工甜味剂、单糖等很难被肠道吸收，从而引起患者腹胀、腹泻有关。

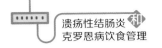

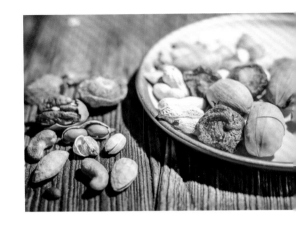

部分零食对克罗恩病患者有害。多位学者指出[27, 35]，意大利蒜味腊肠、咖喱食品、巧克力、玉米点心、巧克力糖果、干果、比萨饼、口香糖、爆米花、花生和切达干酪可导致克罗恩病患者产生或加重其疾病症状。新西兰学者Triggs等[27]研究了446名来自新西兰的克罗恩病患者的饮食。结果显示，对克罗恩病患者而言，零食本身就属于不利于疾病的食品。其中，花生、奶油和腊肠均是患者自我报告中有害的食物。关于零食中的蛋糕和饼干，其不利作用存在个体差异，且与具体的蛋糕和饼干的种类有关。该研究认为，牛角面包和甜甜圈对克罗恩病患者有不利影响，而米饼却是克罗恩病患者认为无害的饼干。一些患者表示，进食燕麦坚果能量棒会产生不利影响，而另外一些患者则表示不会。30%的克罗恩病患者认为玉米脆饼对自己有负面影响，4%的克罗恩病患者强烈表示玉米脆饼对自己有利。此外，似乎同类零食在制作工艺上发生一些较小的改变也会对克罗恩病患者症状产生较大影响。例如，克罗恩病患者相对较能耐受普通饼干，而巧克力饼干却对患者产生不利影响。这可能与巧克力饼干高糖、高脂有关。

但这些研究，并不意味着炎症性肠病患者不能进食零食。当溃疡性结肠炎患者处于疾病活动期时，选择合适的零食，比如蛋白质丰富的点心（坚果黄油三明治、奶酪、咸饼干、鹰嘴豆泥等），可以补充能量。当溃疡性结肠炎患者处于疾病缓解期时，可以选择一些健康零食，例如削皮切成小块的苹果、香蕉等。而薯片、酥饼、蛋糕、奶茶等高脂、高油、高糖的零食，对患者健康可能不利。饼干虽然美味，但营养有限，且部分饼干脂肪含量高，添加了甜味剂、乳化剂、膨松剂等食品添加剂，会对健康不利。

选择饼干时，学会查看包装上的食品成分说明。饼干制作往往需要加入很多油。建议选择用普通植物油，而不是用牛油、黄油等动物油，或者起酥油、植物奶油、氢化植物油制作的饼干，这类油中往往含有饱和脂肪酸和反式脂肪酸，对患者的健康不利。饼干脂肪含量高，可以用白色纸巾把饼干包住压紧，过20～30分钟后看有多少油脂渗在纸巾上，所渗的油脂越多，说明

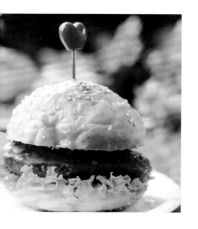

饼干所含的脂肪量越高。相对而言，含有蔬菜、咸味和甜味较淡、脂肪含量较低的饼干比较健康。

此外，比萨饼、冰淇淋、汉堡包等食物虽属于不健康食物，但这些食物也有一定营养价值，如比萨饼热量丰富，能提供能量；奶酪含钙、蛋白质、维生素D；面包皮含维生素B；

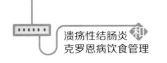

冰淇淋含钙、蛋白质等。如果患者一直有吃这类食物的习惯，一下子完全避免很可能会影响患者的生活质量和心理感受。但是这类食物含脂肪和盐过多，建议尽量减少这类食物的摄入，尽可能避免食用。当然，偶尔进食这类食物也是允许的。患者也不要因为吃了这些食物感到过度自责和担心。

 问题31：炎症性肠病患者可以进食油腻食品吗?

油腻食物是指脂肪和胆固醇含量高的食品。比如，油炸食品（油条）、油煎食品、红油调拌食品。油腻食物中往往含有饱和脂肪酸。饱和脂肪酸主要来源于动物脂肪，通常被认为对人体健康不利。在特殊情况下（如饥饿时），油腻食物能给人体直接提供能量，但进食过多油腻食品会造成脂肪在体内的堆积，在造成肥胖的同时，还会诱发心脑血管疾病等。

对于溃疡性结肠炎患者而言，进食油腻食物会产生胃肠道症状，且这个观点在患者自我报告的研究和动物实验研究中均得到证实。我们建议溃疡性结肠炎患者避免油腻食物，或尽量减少油腻食物的摄入，对疾病活动期的患者更是如此。我国学者高英杰等[39]调查了承德地区60名溃疡性结肠炎门诊患者的饮食情况，约33.33%的患者表示对油腻食物不耐受，71.67%的患者禁忌油腻食物。巴西学者Teixeira等[40]通过动物实验发现，溃疡性结肠炎和高脂饮食所致的肥胖可互相加重，使结肠和内脏脂肪组织炎

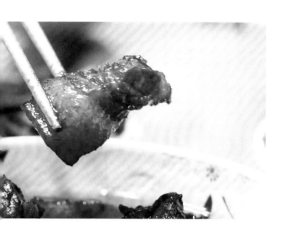

症加重，脾脏、淋巴结和血流中出现全身性的改变。脂肪的摄入在肠道炎性反应发生中起着不利作用。这些作用可能与油腻食物易导致患者菌群失调，破坏肠道屏障的完整性，损害肠道层的功能，改变固有免疫及脂肪组织分泌引起慢性炎性反应有关。

油腻食物对溃疡性结肠炎患者的不利作用似乎可以通过蔬菜、水果等天然食物予以中和。韩国学者Shin等[41]验证了天然的生食（natural raw meal）能够调节结肠炎小鼠肥胖相关的指标（甘油三酯、总胆固醇、低密度脂蛋白、高密度脂蛋白、胰岛素、瘦素和血清脂联素），预防小鼠发生肥胖，显著抑制其结肠变短，降低结肠重量长度比例。

对于克罗恩病患者而言，已有研究表明其应避免进食油腻食物，尤其在疾病活动期。因为油腻食物会刺激患者的肠腔，诱发或加重疾病症状。这一观点在德国一项动物实验中同样得到证实[42]。如果克罗恩病患者病变累及小肠的最后一段（节），或者这部分被手术切除，患者可能会出现难以消化脂肪的问题，更需减少脂肪摄入，以免产生疾病症状。

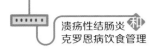

 问题32：炎症性肠病患者可以吃海鲜吗？

从广义上讲，只要是出产于海里的可食用动物性或植物性食材通称为海鲜。从狭义上讲，只有新鲜的海产食物才能称为海鲜。海鲜的分类有活海鲜、冷冻海鲜。海鲜有利于降血脂，但过多食用有可能使人体胆固醇升高。科学家发现，因纽特人较少患心血管疾病，这与他们的主要食物来自深海鱼类有关。这些鱼类含有丰富的多价不饱和脂肪酸，可以降低甘油三酯和低密度脂蛋白胆固醇，减少心血管疾病。虾、蟹、沙丁鱼和蛤的饱和脂肪酸含量较低，头部和卵黄中胆固醇含量多些，食用时只要除去这两部分，就不会摄入过多胆固醇。

海鲜的营养价值较为丰富。比如，虾有补肾壮阳的功能；三文鱼含有丰富的不饱和脂肪酸，能有效降低血脂和血胆固醇，防治心血管疾病；鳗鱼能补虚壮阳、除风湿、强筋骨、调节血糖；金枪鱼含有大量肌红蛋白和不饱和脂肪酸，具有降低血压、胆固醇以及防治心血管病等功能。

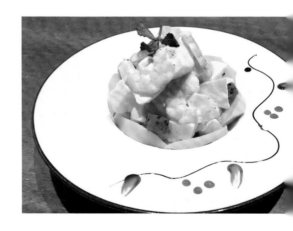

海鲜的营养价值与Ω-3脂肪酸密不可分，它们对炎症缓解及控制具有有利作用。挪威学者

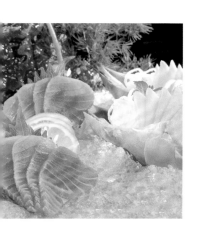

Grimstad等[43]在溃疡性结肠炎患者中开展了一项为期8周的试验研究，12位溃疡性结肠炎患者每周消耗600克大西洋大马哈鱼，结果疾病活动指数明显降低，抗炎脂肪酸指数在组织方面和血浆方面明显提升，超敏C反应蛋白降低。但海鲜对不同地域溃疡性结肠炎患者的影响存在差异。亚洲国家的两项研究均提示，溃疡性结肠炎患者对海鲜过敏。一项是来自于伊朗的横断面研究[44]，参与研究的炎症性肠病儿童患者表示，海鲜是他们常见的过敏食物；另一项是中国学者开展的通过酶联免疫吸附法检测炎症性肠病患者不耐受食物的研究[45]，结果显示，溃疡性结肠炎患者对鳕鱼、虾、蟹产生特异性IgG抗体，排除这类海鲜，能让患者症状缓解，并提高生活质量。从中医的角度思考，海鲜属于"发物"，是容易导致疾病发作或加重的食物。海鲜食品中的蛋白质与人们常吃食物中的蛋白质可能不同，其中某些异种蛋白质容易引起过敏反应，从而加重炎症反应。

可见，溃疡性结肠炎患者能否进食海鲜，目前还没有确切的答案，具体的海鲜种类或进食的海鲜量还有待科研人员的进一步探索。若患者意向吃海鲜，希望患者咨询医生的建议，同时考虑自己对海鲜的耐受情况。

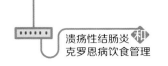

多数研究显示，海鲜有利于克罗恩病患者。一项新西兰研究[27]显示，鱼类是克罗恩病患者报告比例较高的可耐受的食物之一，以白鱼、鲑鱼、三文鱼和金枪鱼为主。Triggs等[27]还进一步指出，新鲜的白鱼能减少25%克罗恩病患者的疾病症状。海鲜的这种作用似乎与具体的海鲜种类、烹调方法、克罗恩病患者的人种有关，存在个体差异。比如，甲壳类动物包括淡菜、牡蛎、扇和鲍鱼会让克罗恩病患者产生明显的症状。新鲜的白鱼让克罗恩病患者减少症状，但煎鱼一般会让克罗恩病患者症状产生或加重。而对多脂鱼（比如罐装沙丁鱼），约13%的克罗恩病患者能耐受，而25%的患者进食后疾病症状却加重了；又比如，沙丁鱼罐头对一些克罗恩病患者症状有益，而对另一些克罗恩病患者却有害。亚洲地区的克罗恩病患者认为，海鲜对自己不利。伊朗学者Imanzadeh等[44]发现，海鲜是伊朗炎症性肠病儿童患者常见的过敏食物。我国学者何蓉[45]通过酶联免疫吸附法检测了109名克罗恩病患者不耐受的食物，结果显示，虾是安全食物，鳕鱼和蟹则尽量不要食用，排除了这类食物后，患者的肠道症状、情感功能和社会功能显著提高。

可见，克罗恩病患者能否吃海鲜的影响因素很多，我们无法给患者肯定的答案，未来有必要开展进一步的研究予以探索。若患者意向吃海鲜，希望患者咨询医生的建议，同时考虑自身海鲜耐受情况。

问题33：炎症性肠病患者可以吸烟吗？

吸烟（包括被动吸烟）、戒烟与溃疡性结肠炎、克罗恩病间的关系可以从影响发病和病情两方面考虑。就发病而言，炎症性肠病发病的原因并不明确。有调查表明，吸烟人群得溃疡性结肠炎的比例似乎低于不吸烟人群，而童年时暴露在二手烟弥漫的环境中，长大后似乎不易得溃疡性结肠炎。与溃疡性结肠炎不同的是，吸烟者得克罗恩病的风险可能更高，而且这种风险似乎与吸烟者的性别有关——女性吸烟者更可能得克罗恩病。如果在胎儿期、刚出生时或者童年时经常暴露在二手烟弥漫的环境中，孩子长大后似乎更可能得克罗恩病。

就病情而言，吸烟的溃疡性结肠炎患者病情似乎较轻，这在男性吸烟患者中似乎更为明显。吸烟的溃疡性结肠炎患者似乎疾病复发次数更少，住院率更低，口服激素与免疫抑制剂治疗的需求和结肠手术的需求更低，手术后储袋炎的发生率更低，炎症累及全结肠的风险更低。加拿大一项系统回顾和荟萃分析显示[46]，先前吸烟的溃疡性结肠炎患者戒烟后，其结肠手术的风险明显增

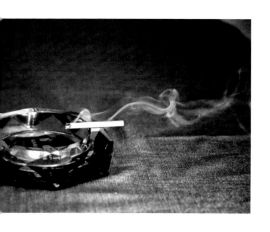

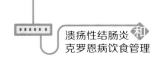

加。我国北方一项调查研究同样支持当前吸烟是溃疡性结肠炎的保护性因素[47]。吸二手烟对溃疡性结肠炎本身的影响也存在争议。有人认为,吸二手烟对溃疡性结肠炎患者有利,但也有人指出,吸二手烟会使溃疡性结肠炎患者更易出现结节性红斑等肠外表现。

相较于溃疡性结肠炎而言,吸烟可能使克罗恩病病情加重。吸烟的克罗恩病患者可能发现自己的疾病症状(如腹痛、腹泻等)和并发症(如肠道狭窄、瘘管、脓肿等)更为严重,疾病复发次数更多,需要更大的激素剂量和更强的药物(如免疫抑制剂、生物制剂等)来控制,而且可能药物疗效更差,更需要手术治疗(包括再次手术治疗)等。印度一项回顾性分析显示,克罗恩病患者当前吸烟与患者的住院率有关[48]。加拿大的系统评价指出,当前吸烟的克罗恩病患者需肠道切除的风险明显增加[46]。荷兰的横断面探索显示,吸烟克罗恩病患者罹患慢性皮肤疾病、关节并发症等情况的概率更高[49]。研究进一步指出,克罗恩病患者吸烟并不存在安全剂量,也就是说即使克罗恩病患者少量吸烟,其疾病活动次数也很可能仍比不吸烟的患者多,住院率更高。吸烟量越大,对克罗恩病病情的不良影响也越大。吸烟还会增加克罗恩病患者的经济支出,降低生活质量。荷兰一项前瞻性研究发现[50],吸烟克罗恩病患者的社会支出相比不吸烟患者增加超30%,戒烟时间＞5年的炎症性肠病患者的社会支出明显低于戒烟时间＜5年患者的社会支出(5135欧元 vs. 9342欧元),且吸烟者生活质量变差。吸烟对克罗恩病的影响似乎与患者的性别、病变部位有关。有部分研究表明，女性吸烟患者可能更需要手术治疗。研究也发现，吸烟的克罗恩病患者疾病部位更可能累及小肠，而不是结肠（大肠）。

为什么吸烟对克罗恩病和溃疡性结肠炎的影响这么不同呢？到目前为止，我们并不清楚吸烟对这两种疾病影响的具体原因。吸烟能够改变肠道运动、肠道血流动力学和黏液状态等。目前认为，尼古丁可能是产生这种影响的主要物质。有研究认为，与健康人群相比，溃疡性结肠炎患者左半结肠和直肠的黏膜层似乎更薄，而尼古丁有可能增加其厚度。尼古丁对免疫系统具有抑制作用，也许能防止结肠炎症。也有研究指出，尼古丁释放的一氧化氮可以减慢结肠肌肉的活动性，降低患者频繁去厕所的需要，从而减轻症状。

继续吸烟或者开始吸烟可能有利于溃疡性结肠炎，这听起来很诱人，但并非所有关于吸烟与溃疡性结肠炎的研究都得到了与此一致的结论。有研究发现，溃疡性结肠炎患者吸烟似乎会增加患者关节和皮肤问题发生的风险。而且，吸烟会增加人们罹患癌症（如肺癌等）、心血管疾病、慢性支气管炎等疾病的风险。我们有很多药物能够较好地改善患者的疾病状况，它们不仅副作用小，而且治疗效果远好于吸烟带来的有利作用。戒烟能够改善患者消化道的整体健康，也能给患者带来其他健康益处。总之，考虑到吸烟的害处远远超过吸烟对溃疡性结肠炎的有利作用，戒烟

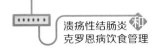

还是非常值得的。因此，出于对患者整体健康的考虑，还是建议患者不要吸烟。

对于克罗恩病患者来说，我们更是强烈建议患者戒烟。戒烟是促进患者健康的最有效方式之一。无论患者吸烟多久、是否因克罗恩病动过手术，戒烟都能给患者带来很多好处。戒烟除了能远离吸烟对健康的一般危害外，还能够帮助患者减轻疾病的严重程度，让患者更少出现腹痛、腹泻等症状，让患者的病情更为缓和，更少需要较强药物（如硫唑嘌呤）治疗，降低患者需要再次手术的可能，更能让患者得到较好的肠镜结果。如果患者戒烟1年，疾病复发概率可能与从不吸烟的克罗恩病患者相似。一项研究表明，继续吸烟的克罗恩病患者疾病复发的风险是已戒烟患者的2倍。戒烟对克罗恩病患者的有利效果出现得很快。一旦戒烟，患者很快便能感受到它的好处。也许患者感到一下子完全戒烟很困难，没关系！据报道，患者哪怕只是减少吸烟量，对改善其疾病症状都会有积极影响。患者可能担心，戒烟对自己疾病的益处会不会随着时间的推移慢慢减弱。请放心，目前研究认为，戒烟对克罗恩病的有益作用较为长久！如果患者需要戒烟帮助，可与医生探讨这一问题。

当患者发现戒烟很困难时，不要心急。这是一个身心接受挑战的过程。患者可能出现失眠、烦躁、不耐烦、情绪低落等情况，这些都是正常的。国外很多炎症性肠病患者依靠意志力成功戒烟，做了很好的榜样。如果患者发现仅凭自己的意志力很难成功戒烟时，请不要沮丧，我们还有很多方法能帮助患者戒烟。患者可以到各大医院的戒烟门诊就诊以获得专业指导，也可以在医生建议下采用一些辅助戒烟的药物。戒烟期间，不要给自己太大压力，循序渐进。我们相信患者能顺利戒烟！

问题34：炎症性肠病患者可以饮酒吗？

酒是以粮食为原料发酵酿造而成的。酒的主要化学成分是乙醇。我国是最早酿酒的国家，也是酒文化的发源地，早在2000年前就发明了酿酒技术，并不断改进和完善，现在已发展到能生产各种浓度、各种香型的含酒饮料。酒的种类包括白酒、啤酒、葡萄酒、黄酒、米酒和药酒等。在美国，超过六成疾病缓解的炎症性肠病患者饮酒[51]。那到底炎症性肠病患者能否饮酒呢？这是一个存在争议的问题。

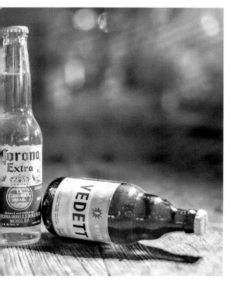

当前，部分研究认为酒类会诱发或加重炎症性肠病患者，尤其是克罗恩病患者的临床症状。美国一项问卷调查显示[51]，疾病缓解的炎症性肠病患者若饮酒，更可能出现胃肠道症状。加拿大的调查研究指

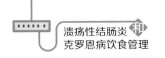

出[52]，酒是炎症性肠病患者应避免进食的食物之一。丹麦学者的交叉研究发现[53]，饮用伏特加和大象啤酒的克罗恩病患者出现腹痛症状的概率明显高于喝红酒、白酒和纯乙醇的患者。这可能与前两种酒类的含糖量更高有关。一项来自新西兰高加索人群的研究[27]显示，啤酒和红酒对克罗恩病患者不利。此外，早年的一项国外研究表明，饮酒会增加溃疡性结肠炎复发的风险。这可能与一些酒中的含硫化合物有关，而减少摄入量有可能降低疾病复发的频率。

但有些研究却发现酒类对炎症性肠病患者的有利作用。一项动物实验指出[54]，圆叶葡萄或葡萄酒的植物化学物质可减少结肠炎小鼠的肠道炎症。西班牙一项动物实验研究了[55]白藜芦醇对溃疡性结肠炎动物实验小鼠的影响，发现白藜芦醇组小鼠的临床指标，比如体重减少、腹泻、血便得到明显缓解。这可能与葡萄酒中的天然抗氧化剂白藜芦醇有关，因它可延缓衰老，降低血液黏度，抑制血小板凝结和血管舒张，保持血液畅通，预防癌症的发生及发展。美国一项炎症性肠病患者每日饮用红酒（为期一周）的研究[56]发现，适度饮用红酒不影响缓解期的炎症性肠病患者临床症状，甚至与明显降低肠道钙卫蛋白有关，但会增加患者的肠道通透性。该研究指出，长期每日中度饮用红酒可能增加炎症性肠病复发的风险。

我们可以看出，炎症性肠病患者能否饮酒，以及合适的饮酒量是多少，均为个体化问题。患者需要考虑酒的酒精含量、糖含量（主要是指山梨醇、木糖醇、赤藻糖醇等）、添加剂（如含硫化合物）等信息，同时结合自身疾病状况（如活动期或缓解期）综合分析。此外，如果患者正在服用药物，而有部分药物可能对肝功能产生影响，饮酒可能加重这种影响或导致患者产生不良反应。我们不建议患者饮酒，尤其是正在服用某些药物如甲硝唑、甲氨蝶呤时。若患者考虑饮酒，但对自己服用药物与饮酒间的关系不清楚时，希望患者能及时咨询医生。我们还建议患者不空腹饮酒，因为空腹饮酒后，酒精会较快地被吸收，更容易醉酒。同时，由于胃中没有食物，酒精更可能对患者的胃造成较为直接的刺激，增加患胃炎、胃溃疡或加重这些疾病的风险。

参考文献

[1] Pearson M, Teahon K, Levi A J, et al. Food intolerance and Crohn's disease[J]. Gut, 1993, 34(6), 783-787.

[2] Ballegaard M, Bjergstrom A, Brondum S, et al. Self-reported food intolerance in chronic inflammatory bowel disease[J]. Scand J Gastroenterol, 1997, 32(6), 569-571.

[3] Vidarsdottir J B, Johannsdottir S E, Thorsdottir I, et al. A cross-sectional study on nutrient intake and status in inflammatory bowel disease patients[J/OL]. Nutr J. 2016, 15(1): 61.

[4] Kinsey L, Burden S. A survey of people with inflammatory bowel disease to investigate their views of food and nutritional issues[J]. Eur J Clin Nutr, 2016, 70(7): 852-854.

[5] 周云仙，陈焰.炎症性肠病患者饮食调查与分析[J].中华护理杂志，2013, 48(10): 914-916.

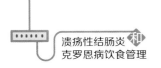
[6]　周云仙，应立英.炎症性肠病患者饮食日记本的设计与应用[J].护理学杂志, 2013, 28(9): 10-12.

[7]　Brown A, Rampertab S, Mullin G. Existing dietary guidelines for Crohn's disease and ulcerative colitis[J]. Expert Rev Gastroenterol Hepatol, 2011, 5(3): 411-425.

[8]　Andresen A. Ulcerative colitis-an allergic phenomenon[J]. Am J Dig Dis, 1942, 9(3): 91-98.

[9]　Rowe A H. Chronic ulcerative colitis-allergy in its etiology[J]. Ann Intern Med, 1942(17): 83-100.

[10]　Judaki A, Hafeziahmadi M, Yousefi A, et al. Evaluation of dairy allergy among ulcerative colitis patients[J]. Bioinformation, 2014, 10(11): 693-696.

[11]　朱丽璎，胡芳，刘刚，等. 溃疡性结肠炎患者食物不耐受状况研究 [J]. 中国实用护理杂志, 2015, 31(23): 1785-1788.

[12]　Matsuoka K, Uemura Y, Kanai T, et al. Efficacy of bifidobacterium breve fermented milk in maintaining remission of ulcerative colitis[J]. Dig Dis Sci, 2018, 63(7): 1910-1919.

[13]　Opstelten J, Leenders M, Dik V, et al. Dairy products, dietary calcium, and risk of inflammatory bowel disease: Results from a European prospective cohort investigation[J]. Inflamm Bowel Dis, 2016, 22(6): 1403-1411.

[14]　Octoratou M, Merikas E, Malgarinos G, et al. A prospective study of pre-illness diet in newly diagnosed patients with Crohn's disease[J]. Rev Med Chir Soc Med Nat Iasi, 2012, 116(1): 40-49.

[15]　陈婷婷. 炎症性肠病患者乳制品摄入情况及其影响因素研究 [D].杭州: 浙江中医药大学, 2017.

[16]　Morreale S, Schwartz N. Helping Americans eat right: Developing practical and actionable public nutrition education messages based on the ADA survey of American dietary habits[J]. J Am Diet Assoc, 1995, 95(3): 305-308.

[17]　Chaves S, Perdigon G, Moreno A. Yoghurt consumption regulates the

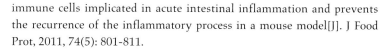

immune cells implicated in acute intestinal inflammation and prevents the recurrence of the inflammatory process in a mouse model[J]. J Food Prot, 2011, 74(5): 801-811.

[18] Lorea M, Kirjavainen P, Hekmat S, et al. Anti-inflammatory effects of probiotic yogurt in inflammatory bowel disease patients[J]. Clin Exp Immunol, 2007, 149(3): 470-479.

[19] 房霞, 吴静, 撒青, 等. 谷氨酰胺颗粒、双歧杆菌、焦米糊强化肠内营养辅助治疗溃疡性结肠炎腹泻患者效果分析[C]. 第六届全国中西医结合营养学术会议, 中国重庆, 2015.

[20] Nasef N, Mehta S, Murray P, et al. Anti-inflammatory activity of fruit fractions in vitro, mediated through toll-like receptor 4 and 2 in the context of inflammatory bowel disease[J]. Nutrients, 2014, 6(11): 5265-5279.

[21] Kanodia L, Borgohain M, Das S. Effect of fruit extract of *Fragaria vesca* L. on experimentally induced inflammatory bowel disease in albino rats[J]. Indian J Pharmacol, 2011, 43(1): 18-21.

[22] Argenio G, Mazzone G, Tuccillo C, et al. Apple polyphenols extract (APE) improves colon damage in a rat model of colitis[J]. Dig Liver Dis, 2012, 44(7): 555-562.

[23] Magee E, Edmond L, Tasker S, et al. Associations between diet and disease activity in ulcerative colitis patients using a novel method of data analysis[J]. Nutr J, 2005, 4: 7.

[24] Denis M, Furtos A, Dudonne S, et al. Apple peel polyphenols and their beneficial actions on oxidative stress and inflammation[J]. PLoS One, 2013, 8(1): e53725.

[25] Lee J, Regmi S, Kim J, et al. Apple flavonoid phloretin inhibits *escherichia coli* O157:H7 biofilm formation and ameliorates colon inflammation in rats[J]. Infect Immun, 2011, 79(12): 4819-4827.

[26] Bueno-Hernández N, Nunez-Aldana M, Ascano-Gutierrez I, et al. Evaluation of diet pattern related to the symptoms of Mexican patients with ulcerative colitis (UC): through the validity of a questionnaire[J].

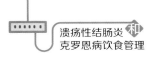

Nutr J, 2015, 14: 25.

[27] Triggs C M, Munday K, Hu R, et al. Dietary factors in chronic inflammation: food tolerances and intolerances of a New Zealand Caucasian Crohn's disease population [J]. Mutat Res, 2010, 690: 123-128.

[28] Jones V, Dickinson R, Workman E, et al. Crohn's disease: Maintenance of remission by diet[J]. Lancet, 1985, 2(8448): 177-180.

[29] Pearson M, Teahon K, Levi A, et al. Food intolerance and Crohn's disease[J]. Gut, 1993, 34(6): 783-787.

[30] Russel M, Engels L, Muris J, et al. Modern life' in the epidemiology of inflammatory bowel disease: A case-control study with special emphasis on nutritional factors[J]. Eur J Gastroenterol Hepatol, 1998, 10(3): 243-249.

[31] Mazzon E, Muia C, Paola R, et al. Green tea polyphenol extract attenuates colon injury induced by experimental colitis[J]. Free Radic Res, 2005, 39(9): 1017-1025.

[32] Byrav D, Medhi B, Vaiphei K, et al. Comparative evaluation of different doses of green tea extract alone and in combination with sulfasalazine in experimentally induced inflammatory bowel disease in rats[J]. Dig Dis Sci, 2011, 56(5): 1369-1378.

[33] Brückner M, Westphal S, Domschke W, et al. Green tea polyphenol epigallocatechin-3-gallate shows therapeutic antioxidative effects in a murine model of colitis[J]. J Crohns Colitis, 2012, 6(2): 226-235.

[34] Cohen AB, Lee D, long ME, et al. Dietary patterns and self-reported associations of diet with symptoms of inflammatory bowel disease[J]. Dig Dis Sci, 2013, 58(5): 1322-1328.

[35] Joachim G. Responses of people with inflammatory bowel disease to foods consumed[J]. Gastroenterol Nurs, 2000, 23(4): 160-167.

[36] Zallot C, Quilliot D, Chevaux J, et al. Dietary beliefs and behavior among inflammatory bowel disease patients[J]. Inflamm Bowel Dis, 2013, 19(1): 66-72.

[37] Barthel C, Wiegand S, Scharl S, et al. Patients' perceptions on the impact of coffee consumption in inflammatory bowel disease: Friend or foe?—a patient survey[J]. Nutr J, 2015, 14: 78.

[38] Langhorst J, Varnhagen I, Schneider S, et al. Randomised clinical trial: A herbal preparation of myrrh, chamomile and coffee charcoal compared with mesalazine in maintaining remission in ulcerative colitis - a double-blind, double-dummy study[J]. Alimentary Pharmacology & Therapeutics, 2013, 38(5): 490-500.

[39] 高英杰, 刘卫民, 赵佛军, 等. 承德地区溃疡性结肠炎患者饮食情况调查分析[J]. 河北医学, 2015, 21(12): 2093-2095.

[40] Teixeira L, Leonel A, Aguilar E, et al. The combination of high-fat diet-induced obesity and chronic ulcerative colitis reciprocally exacerbates adipose tissue and colon inflammation[J]. Lipids Health Dis, 2011, 10: 204.

[41] Shin S, Song J, Park M, et al. Effects of natural raw meal (NRM) on high-fat diet and dextran sulfate sodium (DSS)-induced ulcerative colitis in C57BL/6J mice[J]. Nutr Res Pract, 2015, 9(6): 619-627.

[42] Gruber L, Kisling S, Lichti P, et al. High fat diet accelerates pathogenesis of murine Crohn's disease-like ileitis independently of obesity[J]. PLoS One, 2013, 8(8): e71661.

[43] Grimstad T, Berge R, Bohov P, et al. Salmon diet in patients with active ulcerative colitis reduced the simple clinical colitis activity index and increased the anti-inflammatory fatty acid index-a pilot study[J]. Scand J Clin Lab Invest, 2011, 71(1): 68-73.

[44] Imanzadeh F, Nasri P, Sadeghi S, et al. Food allergy among Iranian children with inflammatory bowel disease: A preliminary report[J]. J Res Med Sci, 2015, 20(9): 855-859.

[45] 何蓉. IBD患者对14种食物不耐受性的分析及其饮食干预的效果研究[J]. 实用临床护理学电子杂志, 2017, 2(3): 23-24.

[46] Kuenzig M, Lee S, Eksteen B, et al. Smoking influences the need for surgery in patients with the inflammatory bowel diseases: A systematic

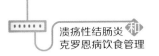
review and meta-analysis incorporating disease duration[J]. BMC Gastroenterol, 2016, 16(1): 143.

[47] Zhai H, Huang W, Liu A, et al. Current smoking improves ulcerative colitis patients' disease behaviour in the northwest of China[J]. Prz Gastroenterology, 2017, 12 (4): 286–290.

[48] Arora U, Ananthakrishnan A, Kedia S, et al. Effect of oral tobacco use and smoking on outcomes of Crohn's disease in India[J]. J Gastroenterol Hepatol, 2018, 33(1): 134-140.

[49] Severs M, Erp S, Valk M, et al. Smoking is associated with extra-intestinal manifestations in inflammatory bowel disease[J]. J Crohns Colitis, 2016, 10(4): 455-461.

[50] Severs M, Mangen J, Valk M, et al. Smoking is associated with higher disease-related costs and lower health-related quality of life in inflammatory bowel disease[J]. J Crohns Colitis, 2017, 11(3): 342-352.

[51] Swanson G, Sedghi S, Farhadi A, et al. Pattern of alcohol consumption and its effect on gastrointestinal symptoms in inflammatory bowel disease[J]. Alcohol, 2010, 44(3): 223-228.

[52] Vagianos K, Clara I, Carr R, et al. What are adults with inflammatory bowel disease (IBD) eating? A closer look at the dietary habits of a population-based Canadian IBD cohort[J]. JPEN J Parenter Enteral Nutr, 2016, 40(3): 405-411.

[53] Hey H, Schemedes A, Alexandra A, et al. Effects of five different alcoholic drinks on patients with Crohn's disease[J]. Scand J Gastroenterol, 2007, 42(8): 968-972.

[54] Li R, Kim M, Sandhu A, et al. Muscadine grape (*vitis rotundifolia*) or wine phytochemicals reduce intestinal inflammation in mice with dextran sulfate sodium-induced colitis[J]. J Agric Food Chem, 2017, 65(4): 769-776.

[55] Sanchez S, Cardeno A, Villegas I, et al. Dietary supplementation of resveratrol attenuates chronic colonic inflammation in mice[J]. Eur J Pharmacol, 2010, 633(1-3): 78-84.

[56] Swanson G, Tieu V, Shaikh M, et al. Is moderate red wine consumption safe in inactive inflammatory bowel disease?[J]. Digestion, 2011, 84(3): 238-244.

第六章

炎症性肠病治疗饮食

 问题35：炎症性肠病患者应该进食无麸质饮食吗？

无麸质饮食又称"无谷蛋白饮食"，是指食用完全不含麸质的食品，如不含麸质的面包、比萨饼、三明治、马铃薯、某些快餐食品等。这种饮食主要是排除了小麦、大麦、黑麦或其制成的啤酒、面粉、全麦面粉等含麸质的食物。无麸质饮食主要用于对麸质过敏的乳糜泻患者。因为麸质被认为与腹泻、腹胀、腹痛有关，而无麸质饮食可以缓解上述胃肠道症状。近年来，越来越多非乳糜泻患者尝试无麸质饮食，炎症性肠病患者也不例外。但目前对炎症性肠病患者无麸质饮食的研究非常有限。

英、美两国有调查显示[1]，部分克罗恩病患者本身对麸质较为敏感，采用无麸质饮食能够较好地改善这部分患者的胃肠道症状，其中38.3%的克罗恩病患者表示疾病复发的严重程度降低。不仅如此，值得注意的是，对于肠道狭窄和疾病活动指数较高，且对麸质敏感的克罗恩病患者，无麸质饮食能改善其疲劳感，患者对无麸质饮食有较好地依从性[2]。无麸质饮食在溃疡性结肠炎患者症状管理中的研究较少，且其有效性相对于克罗恩病患者来说，缺乏有力的证据支持。早年的一项前瞻性干预研究[3]指出，溃疡性结肠炎患者难以坚持无麸质饮食，可能与无麸质饮食很难实践，且费用较高有关。

但无麸质饮食可能是麸质敏感的克罗恩病患者安全、有效的饮食方法之一，而目前国内外的相关研究均处于起步阶段。

 问题36：炎症性肠病患者应该进食特定碳水化合物饮食吗？

特定碳水化合物饮食由含有单糖、蛋白质、脂肪以及高比例的直链淀粉（amylose）和支链淀粉（amylopectin）的蔬菜、水果和坚果组成[4]，最初由儿科医生Sidney Hass在20世纪20年代用于治疗乳糜泻[5]，并逐渐被应用于多种肠道疾病患者。

特定碳水化合物饮食主要的理论依据是食物中的二糖、寡糖和多糖较难被肠道吸收，而成为细菌和酵母的营养素，导致细菌和酵母过度生长以及肠道黏液产生过量，进而引起小肠黏膜损伤和肠道菌群过度增殖。因此，特定碳水化合物饮食主要限制复杂碳水化合物，但不限制"易消化"的碳水化合物，如特定的单糖（果糖、葡萄糖、半乳糖）[4]。单糖进入肠道被最大程度吸收的同时，断绝细菌"能量"来源，减少肠道菌群的过度增殖，从而减少排气，缓解腹泻、绞痛等症状。

特定碳水化合物饮食由肉类、蔬果类、油脂类和蜂蜜组成，

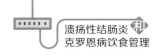
可以进食的食物包括新鲜水果、未加糖的果汁、新鲜和（或）冰
冻的蔬菜、坚果、坚果磨成的粉、新鲜和（或）冰冻的肉类、豆
腐、鱼、蛋、黄油、未添加糖的自制酸奶、蜂蜜、茶、咖啡、醋、
油等。特定碳水化合物饮食不允许进食的食物包括罐头蔬菜、罐
头水果、高乳糖的乳制品、含淀粉的蔬菜、所有的谷物、添加了
糖（如蔗糖、麦芽糖、乳糖）的食物、秋葵、土豆、豆类（如鹰
嘴豆、豆芽、黄豆、绿豆、蚕豆、大豆）、山药、各种牛奶、加工
的、罐头的、熏制的肉和鱼，许多食物添加剂与防腐剂等[6]。

目前，已在炎症性肠病患者中开展了一些关于特定碳水化合
物饮食的研究，并获得了初步的支持性结果。

就溃疡性结肠炎患者而言，特定碳水化合物饮食能够缓解患
者腹痛、腹泻的症状，恢复患者的身体功能[7]。在加拿大一项个
案研究中，一位正处于疾病活动期的10岁溃疡性结肠炎女性患者
采用特定碳水化合物饮食治疗后，症状很快得到了缓解。该结果
在一项网络横断面调查中同样得到了证实[8]。美国学者尝试将特
定碳水化合物饮食作为溃疡性结肠炎儿童患者的主要治疗方式和
（或）辅助治疗方式，经过3～48个月的特定治疗后，溃疡性结肠
炎儿童患者疾病活动指数下降，炎症指标得以改善[9]。

就克罗恩病患者而言，特定碳水化合物饮食的治疗效果主
要在国外，尤其是在美国的儿童患者中得以证实。美国学者针
对儿童克罗恩病患者开展前瞻性特定碳水化合物饮食研究[9, 10]，
经过一段时间的特定碳水化合物饮食，患者的症状得到明显改

善，超敏C反应蛋白和大便钙卫蛋白恢复至正常值，儿童的体重增加、身高增长。也有学者发现，特定碳水化合物饮食可以提升患者的生活质量。一项美国案例系列研究显示[4]，经过平均35.4个月的特定碳水化合物饮食后，患者拥有了较佳的生活质量，对特定碳水化合物饮食的依从性高达95.2%。此外，国外学者进一步发现[11, 12]，特定碳水化合物饮食可让儿童克罗恩病患者实现病变部位黏膜缓解，提高生活质量。经过12周和52周的特定碳水化合物饮食后，克罗恩病儿童患者疾病活动指数明显下降，且有2名患者实现黏膜愈合[11]。但需注意的是，该研究存在样本量小、缺乏对照组、疾病类型缺乏同质性等局限性。未来有必要进行大样本试验，以探究特定碳水化合物饮食对克罗恩病患者黏膜愈合作用的机制。

　　许多患者对特定碳水化合物饮食表现出兴趣，但是目前鲜见公开的对照试验评估其治疗炎症性肠病的有效性。并且，对于许多患者来说，尤其是疾病活动期的患者，一般需坚持特定碳水化合物饮食1年才能有效缓解症状，并且在症状消失后至少再坚持1年。度过症状消除阶段后，每星期可以逐渐恢复一种食物的摄入，同时要注意观察有无症状的复发。如症状再次出现，则需重新恢复至特定碳水化合物饮食。对食物的严格限制使得长时间遵循特定碳水化合物饮食成为一个较大的挑战，特别是在患者需要在外饮食或是在旅行中饮食的时候。此外，采用特定碳水化合物饮食的患者还存在一些问题：①患者需摄入丰富的食物以维持自

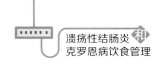
身的营养需求，但增加新的食物可能会增加患者疾病活动的发生风险。②特定碳水化合物饮食存在潜在的副作用，如因能量摄入不足而导致患者体重下降。Obih 等的研究[9]指出，在持续采用特定碳水化合物饮食的患者中，有9位患者出现了体重减轻的现象。为实现早期识别和发现患者营养不良的情况，在采用特定碳水化合物饮食时，需要医生和营养师的密切随访，患者个人切勿盲目实施。

问题37：炎症性肠病患者应该进食低发酵、低聚糖、二糖、单糖和多元醇饮食吗？

目前有研究[13]认为炎症性肠病患者常见的不耐受食物可能是富含乳糖、果糖、果聚糖和多元醇等碳水化合物的食物。这些食物可降解为很难被消化的低聚糖、二糖、单糖和多元醇，它们会在肠腔内起到渗透作用，增加肠腔内的液体量，并可迅速由细菌发酵产生气体，使患者出现一系列胃肠道症状。因此，对炎症性肠病患者采用低发酵、低聚糖、二糖、单糖和多元醇饮食（fermentable，oligosaccharides，disaccharides，monosaccharides，polyols，简称FODMAP）可能可以改善患者腹痛、腹泻、反酸、便秘、嗳气等症状[14]。

在介绍低FODMAP对炎症性肠病患者症状缓解的相关研究之前，我们先来了解一下哪些食物富含这类让人难以吸收的物质，哪些食物的聚糖、单糖、二糖和多元醇含量相对较低，从而有助于患者实践低FODMAP。

FODMAP中常见的低聚糖包括果聚糖和半乳聚糖。常见含低聚糖的食物包括芦笋、西兰花、甘蓝、茴香、大蒜、大葱、青葱、洋葱、小麦、豆类、柿子，以及含果聚糖食品添加剂等的食品。常见含单糖的食物包括苹果、梨、杧果、西瓜、樱桃、番茄和蜂蜜。常见的二糖果包括牛奶乳糖，存在于乳制品中。常见的多元醇包括山梨醇、甘露醇、木糖醇、麦芽糖醇等，其中山梨醇主要存在于杏、鳄梨和荔枝中，而甘露醇主要存在于蘑菇、豌豆和花椰菜中[15]。要尽量减少或避免食用这些食物。相对而言，青菜、豆芽、白菜、黄瓜、橙子、无乳糖牛奶、猪肉、羊肉、鱼肉、鸡肉、豆腐、少许杏仁和南瓜子属于相对安全的食物。

目前为止，进行的大多数FODMAP研究都评估了低FOD-MAP饮食对肠易激综合征的影响，即6～8周的饮食制度能使胃肠道症状的减少。但低FODMAP与炎症性肠病关系的研究有限。澳大利亚一项20名溃疡性结肠炎患者和52名克罗恩病患者参与的至少进行3个月低FODMAP的研究[16]显示，溃疡性结肠炎患者的腹痛、腹胀、嗳气和腹泻等症状均有所改善。这在澳大利亚Barret等[17]和英国学者Price等[18]的临床研究中同样得到证实。这种积极效果可能与低FODMAP可减少肠道液体的分泌和气体的产生有关。但学者也指出[16]，低FODMAP似乎对改善溃疡性结肠炎患者的便秘情况并无明显效果。

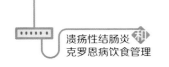
当前对于低FODMAP对克罗恩病患者疾病控制作用的研究，几乎均与其对溃疡性结肠炎患者疾病控制作用的研究共同进行，研究认为其同样可以缓解克罗恩病患者疾病症状。如英国Joyce等[19]对17名疾病处于缓解期伴肠道紊乱症状的克罗恩病患者进行了至少6周的低FODMAP，结果显示，患者胃肠道症状评分有所改善，正常大便出现的次数增加。这可能与克罗恩病患者，尤其是小肠部位有病变的患者有果糖吸收障碍，而低FODMAP可降低果糖摄入，从而减少疾病症状有关。

尽管有上述积极效果，但对长期坚持低FODMAP能否减少炎症性肠病患者的疾病复发，仍存在争议，建议未来进行随机对照试验予以验证。并且长期坚持某种饮食可能导致患者营养不良，需得到重视。此外，目前低FODMAP的相关研究以西方饮食结构为主，其中涉及的大量食物在亚洲国家并不常见。我国最常见的主食大米属于低FODMAP，但小麦含有较高的果聚糖，属于高FODMAP。目前，关于适合亚洲炎症性肠病患者的低FODMAP的研究少见。未来有必要探索适合亚洲人，特别是中国人的简便可行、效果优良，且符合现代人生活方式的低FODMAP[20]。

 问题38：炎症性肠病患者应该进食旧石器时代饮食吗？

旧石器时代饮食最早由Voegtlin提出，其理论依据是人类的消化道还未进化到能适应现代的饮食，仅能适应以农作物为原料生产出的食物。1985年，Eaton和Konner首次对旧石器时代饮食进行了描述[21]。旧石器时代饮食方式有两个宗旨：①调整饮食结构，摄入特定的食物。②只有像原始祖先那样吃东西，我们才能够保持健康强壮，避免现代人的亚健康状态。旧石器时代饮食强调摄入瘦肉，关注食物的来源和热量[21]。旧石器时代饮食建议摄入以瘦肉为主的蛋白质占每日热量的30%～35%，以及含有高纤维素的农作物45～100克。旧石器时代饮食建议避免摄入加工食物和糖类。这意味着旧石器时代饮食排除了加工谷物和奶制品这两大主要食物群。

有少量的研究显示，旧石器时代饮食对维持体重、降低胆固醇、降低心血管疾病的发生风险以及维持血糖代谢平衡有益。一些网站和博客也宣传该饮食可用于炎症性肠病的治疗。然而，目前尚无已发表的研究评估其在炎症性肠病中的疗效。

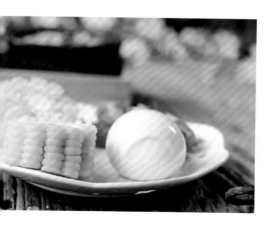

旧石器时代饮食在炎症性肠病研究领域的探索鲜见。澳大利亚学者Genoni等[22]探究澳大利亚正常人群对旧石器时代饮食的依从性、可行性和适合性。结果发现，与采用澳大利亚健康饮食指南

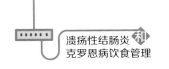

组的人群相比，采用旧石器时代饮食组的人群明显更易产生腹泻，且花费支出更多，使用者更可能出现维生素 D 缺乏的情况。因此，有些学者不建议在临床使用旧石器时代饮食。

问题 39：炎症性肠病患者应该进食低渣、低纤维饮食吗？

渣（residue）是指大肠中未消化和未吸收的食物，主要由膳食纤维和细菌或消化道分泌物组成。膳食纤维（dietary fiber）是一种多糖，主要来自于植物的细胞壁，由可抵抗小肠消化酶水解作用的植物物质组成，它既不能被胃肠道消化吸收，也不能产生能量，与传统的六大营养素（蛋白质、脂肪、碳水化合物、维生素、矿物质与水）并列，被营养界认定为第七类营养素。主要包括非淀粉多糖（non-starch polysaccharides）、抗性淀粉（resistant starch）、纤维素和半纤维素、低聚糖、果胶、树胶、木质素等[23]。

根据可否溶于水，纤维可分为可溶性纤维（soluble fiber）和不溶性纤维（insoluble fiber）。其中，可溶性纤维是既可溶于水，又可吸水膨胀，并能被大肠中微生物酵解的一类纤维，常存在于植物细胞液和细胞间质中，主要有果胶、植物胶、黏胶等，常见于燕麦片、鳄梨等。而不溶性纤维是既不能溶于水，又不能被大肠中微生物酵解的一类纤维，常存在于植物的根、茎、干、叶、皮、果中，主要有纤维素（cellulose）、半纤维素（hemicellulose）、木质素（lignin）等，常见于坚果、种子、葡萄干和包心菜等。

目前，低渣、低纤维饮食被用于多种胃肠道疾病管理中，可减少患者粪便体积，缓解疾病症状[24]。国外医学网站信息称，低纤维饮食（low-fiber diet）是指正常饮食中所含膳食纤维少于10～15克，MAYO诊所建议选择每单位低于1克膳食纤维的食物。国内对于低纤维饮食一般建议，每日膳食纤维摄入量低于6克。低渣饮食是指在低纤维饮食的前提下，尽量减少食物经消化后留下的残渣的一种饮食方式[24]。低渣、低纤维饮食主要可进食的食物包括白面包，白米饭，精制面粉制成的面包、饼干、蛋糕，奶制品，蜂蜜，不含果肉和渣的果汁（最好是现榨果汁），新鲜不带皮水果（如削皮的苹果、梨、桃子等），烧熟的肉，烧熟的蔬菜，去皮土豆，去除表皮的蔬菜汁，无籽、无外皮的果酱，番茄酱，鱼，蛋，豆腐等食物；主要需避免进食植物皮（如土豆皮、玉米皮）、种子、坚果、豆类、全谷物及其制品（糙米、胚芽米、青稞、全麦面包等）、生的蔬菜和水果等膳食纤维丰富的食物。

低渣、低纤维饮食主要应用于溃疡性结肠炎患者疾病急性发作期（如出现腹泻、腹痛），小肠细菌过度生长时，或外科手术如结肠切除术后[25]。其目的在于减少通过溃疡性结肠炎患者肠道的纤维量，进而减小粪便体积，减慢肠道蠕动，使肠道得以休息，促进溃疡愈合。我国学者Zhou等[26]的一项自然询问研究认为，炎症性肠病患者主要应避免进食高渣高纤维食物。但需注意的是，低渣、低纤维饮食一般只是暂时使用，当患者身体状态逐渐恢复后，应逐渐尝试改为正常饮食，否则可能导致患者出现营

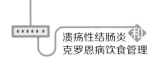

养不良的情况[25]。巴西的一项横断面调查[27]指出，43.8％的溃疡性结肠炎患者每日纤维摄入量不足，这很可能导致溃疡性结肠炎患者缺乏维生素和矿物质等营养素。

克罗恩病患者处于疾病急性发作期（如腹泻、腹痛），或存在肠道狭窄，或肠道手术后，可考虑采用低渣、低纤维饮食。但目前低渣、低纤维饮食对于缓解克罗恩病的有效性尚存争议。

有研究支持低渣、低纤维饮食对克罗恩病患者的有效性。如Jones等[28]发现，与采用低纤维饮食的克罗恩病患者相比，更高纤维消耗量的患者治疗失败情况更多，疾病复发的周期也更短。我国一项回顾性研究[29]发现，采用含有膳食纤维的肠内营养可增加活动期克罗恩病患者结肠黏膜中免疫细胞的浸润。但是，意大利学者Levenstein等的前瞻性对照研究[30]不赞同这一观点。他们的研究指出，经历29个月后，采用正常饮食的克罗恩病患者（每日平均膳食纤维摄入量13克）和采用低渣饮食的克罗恩病患者（每日平均膳食纤维摄入量3克）在肠道梗阻、肠道炎症、手术需要或住院情况方面组间比较无统计学差异。英国Woolner等[31]在93名克罗恩病患者中，分别采用排除不耐受饮食和低渣、低纤素饮食两种方案，2年的随访结果显示，两组饮食对缓解期克罗恩病患者减少复发的疗效相似。但该研究没有使用随机分组，也无空白对照，故结论仍有待进一步证实。

虽然低渣、低纤维饮食对于特殊时期（如疾病急性发作、肠道梗阻等）的克罗恩病患者疾病似乎存在积极效果，但不建议长期采用这种饮食，因为长期如此，患者一方面难以获得某些营养素，实现平衡饮食，另一方面，失去了纤维对疾病本身可能存在的积极作用。比如，限制蔬菜和水果，易导致如维生素C或叶酸等营养素的缺乏。再比如，溃疡性结肠炎患者每日补充来自车前草种子的膳食纤维，可获得与美沙拉嗪控制疾病、预防复发一致的效果[32]。长期服用车前草治疗溃疡性结肠炎与增加末端结肠丁酸盐聚集相关。国外有学者让溃疡性结肠炎患者在饮食中增加30克燕麦麸，结果发现粪便中的丁酸盐含量增加，且没有出现结肠炎复发或胃肠道主诉增多情况[33]。一项随机试验研究[34]发现，疾病缓解期的20位储袋炎患者经过为期3周的菊粉口服补充后，疾病活动性明显降低，丁酸盐聚集增加。此外，膳食纤维对溃疡性结肠炎的有益作用在动物实验中也得到了证实。这类研究指出，膳食纤维可以增加结肠短链脂肪酸产物（包括丁酸盐、丙酸盐、醋酸盐等），改善肠道炎症。

然而，在临床中存在克罗恩病患者盲目采用低渣、低纤维饮食的现象，甚至有些患者过度限制饮食。Oliveira等[35]的横断面研究发现，56.3%的克罗恩病患者每日膳食纤维摄入量不足。Stein等[36]指出，有克罗恩病患者在缺乏适当理由的情况下，盲目采用低纤维饮食。周云仙等[37]在炎症性肠病患者饮食日记中发现，有克罗恩病患者由于担心肠道梗阻，只吃煮熟的苹果。这种现象的产生可能与克罗恩病患者对膳食纤维和低渣、低纤维饮食的理解存在误区有关。未来有必要开展随机对照试验，进一步探

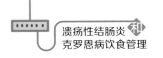
究低渣、低纤维饮食与克罗恩病患者饮食管理间的关联。

 问题40：炎症性肠病患者应该进食低脂饮食吗？

脂肪中包括饱和脂肪酸、单不饱和脂肪酸和多不饱和脂肪酸。饱和脂肪酸主要来源于动物脂肪，通常被认为对人体健康不利。动物来源的饱和脂肪酸通常室温下为固体，如黄油、奶酪、肥肉等。一些加工食品（如薯片、薯条、奶油蛋糕、速溶咖啡、珍珠奶茶等）中可含有对人体产生同饱和脂肪酸一样不利作用的反式脂肪酸。经常摄入含单不饱和脂肪酸和 Ω-3 多不饱和脂肪酸的食物，能调节体内脂质代谢，降低饱和脂肪酸或 Ω-6 脂肪酸水平，具有降低血中胆固醇，调节血液黏度，改善血液循环，抗炎，促进心血管健康等作用。单不饱和脂肪酸主要来源于橄榄油、菜籽油。多不饱和脂肪酸主要来源于核桃油、玉米油、燕麦油、芝麻油、大豆油、棉籽油、葵花籽油和红花籽油等油脂类，以及大豆制品、鱼类和坚果类食物。

低脂饮食是指限制饮食中脂肪的摄入量，主要是限制甘油三酯、胆固醇比例较高的食物，如肥肉、猪油、动物脑、蛋黄等动物脂肪的摄入。低脂饮食主要适用于：①肝胆疾病和胰腺功能不全的患者；②高血压、高血脂、动脉硬化、冠心病患者；③腹泻、痢疾恢复期的患者；④超重或需减肥的患者。

当溃疡性结肠炎患者处于急性活动期或克罗恩病患者病变

累及回肠或处于急性期时，应减少油腻或油煎食物的摄入量。对于切除了回肠的克罗恩病患者，胆汁盐进入大肠（结肠）可能会引起患者出现水样便，这种情况一般也需要进食低脂饮食。如需饮食清淡，可采用煮、蒸、卤等少油或不用油的方式进行食物烹调来改善食物的色、香、味；如需避免饱和脂肪酸的摄入，可尝试进食富含单不饱和脂肪酸和多不饱和脂肪酸的食物。在低脂饮食时，患者可进食豆汁、土豆、山药、胡萝卜、冬瓜、黄瓜等低脂肪食物。若需进食脂肪，建议患者在选择食物及具体的摄入量时，与医生、营养师联系。

 问题41：炎症性肠病患者应该排除饮食吗？

排除饮食法是指去除炎症性肠病患者日常饮食中某些诱发或加重消化道症状的食物，是目前临床普遍应用的炎症性肠病饮食管理方法，包括低渣、低纤维饮食和完全性肠道休息。如果患者进食某种食物（即使改变烹调方式）总是（连续几周）引起消化道问题，可以尝试暂时避免食用该种食物。在此过程中，非常有必要区别食物过敏和食物不耐受。很多人存在食物不耐受，而不是食物过敏。患者需排除的食物具有个体差异，通过排除饮食测试（包括连续几周记录饮食日记和症状日记），尝试识别这些可能的食物，能较好地调整饮食。这比常规皮肤过敏试验和血化验更有用。

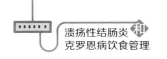
　　排除饮食法在缓解溃疡性结肠炎和克罗恩病患者临床症状方面的作用得到了一些证实。在溃疡性结肠炎方面，英国学者Rajendran等[38]对溃疡性结肠炎患者的饮食干预做了综述，结果表明，排除饮食法有高级别的证据支持，可以帮助患者改善症状，并有助于维持疾病缓解。南非学者Candy等[39]将18例溃疡性结肠炎患者随机分为试验组和对照组，试验组排除可疑不耐受饮食，对照组给予正常饮食，结果显示，试验组临床症状显著缓解，肠镜结果显著改善。但该研究样本量偏少。国内学者在此方面也有探索。马铭泽等[40]的对照试验研究结果显示，饮食控制组的溃疡性结肠炎患者治疗有效率为85.0%，明显高于非饮食控制组（43.6%）。

　　排除饮食法对控制克罗恩病患者临床症状、预防复发及肠外表现也有积极作用。英国Riordan等[41]的多中心对照试验显示，克罗恩病患者采用排除饮食法可达到与激素类似的诱导缓解疗效。英国Giaffer等[42]的前瞻性研究指出，克罗恩病患者采用排除饮食法能够降低复发率。英国Jones[43]进一步发现，单用排除饮食法，克罗恩病患者的5年复发率可降至11%。一项美国纽约的非对照前瞻性病例研究[44]证实，采用排除饮食的营养治疗能够长期维持青少年中重度克罗恩病患者临床症状稳定，并使其维持正常体重。英国学者Rajendran等[45]的一项针对IgG4排除饮食（IgG4-targeted exclusion diet）的研究显示，在为期4周的饮食排除后，90%的克罗恩病患者临床症状得到缓解，疾病活动指数下降，每天排便次数从平均4次下降至2次，平均疼痛评分从0.71下降至0.43，血沉指数下降，肠外表现明显减少，但超敏C反应蛋白和白蛋白水平没有明显改变。该研究的局限性在于样本量小，研究持续时间短，纳入测试的食物种类仅14种，建议未来开展双盲随机对照试验，来验证排除饮食的作用。

虽然排除饮食法对提高药物疗效、减轻炎症性肠病患者临床症状具有重要作用，但需注意的是，这种方法明显限制了患者的饮食食谱，长期坚持可能会造成患者营养摄入不足。Vagianos等[46]发现，限制溃疡性结肠炎患者饮食可引起铁、钙、维生素D等缺乏，导致贫血、骨质疏松等问题出现。对此，应建议患者多食用水果、蔬菜、鱼油及其他富含维生素或益生菌的食物。还需注意的是，食物不耐受存在个体差异，排除饮食的执行应听从医护人员个体化的指导，切忌盲目参照他人经验。

问题42：炎症性肠病患者应该进行完全性肠道休息吗？

完全性肠道休息是指让肠道处于完全休息状态。在完全性肠道休息期间，患者禁食并接受肠外营养，减少经口饮食引起的机械性损伤、肠道分泌增加和抗原刺激，以减轻肠道负担，缓解肠道炎症，促进黏膜愈合。

目前，完全性肠道休息对于结肠型炎症性肠病的有效性尚不确定。早期研究[47]显示，病情较重的溃疡性结肠炎患者采用完全

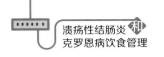

性肠道休息后仍然需要手术治疗。随机对照实验研究也难以验证完全性肠道休息对溃疡性结肠炎治疗的有效性[48]。希腊一项有27名溃疡性结肠炎患者和9名克罗恩病患者参与的对照试验研究[49]指出，接受完全肠外营养的患者47%需手术，比例高于常规饮食组（35%）。可见，全肠外营养和全肠道休息对于急性炎症并未呈现明显的积极作用。

与溃疡性结肠炎不同的是，目前较多研究指出，营养支持对于克罗恩病治疗有帮助。早年的一项报道[47]提到了肠道休息能够使约70%的病变累及小肠的住院克罗恩病患者避免手术。一项有100位克罗恩病患者参与的为期7年的系列研究显示[50]，肠道休息让77%的克罗恩病患者临床症状得以缓解，且81%的患者在未使用激素情况下临床症状得以缓解，随访1年后缓解率仍达54%。美国学者Kushner等[51]回顾了10位无肠外瘘的克罗恩病患者家庭肠内营养和完全性肠道休息的效果，经过为期4个月的治疗，所有患者的营养状态都得到了明显改善，胃肠道症状（腹痛、腹泻、疲乏）得到缓解，血清白蛋白浓度升高，90%的患者减少了激素使用剂量，9名患者中8位内镜下黏膜愈合，且居家期间未发生与鼻饲导管相关的并发症。但有趣的是，完全性肠道休息对于结肠疾病的有效性未得到显现，43%的结肠克罗恩病患者仍需要手术治疗。

尽管有一些关于克罗恩病患者完全性肠道休息和全肠外营养使用的研究，但是都存在样本量小或缺乏对照组等问题。且这种治疗改善克罗恩病的机制并不明确。完全性肠道休息对于改善疾病活动期克罗恩病患者临床症状的有效性仍存争议。此外，常规营养支持会让克罗恩病患者产生腹泻、呕吐、恶心、营养不良等不良反应。因而，未来还需开展更多的随机对照研究来验证完全性肠道休息的有效性，以及在完全性肠道休息期间该如何补充营养素。

 问题43：炎症性肠病患者应该个体化饮食吗?

炎症性肠病患者的饮食受多种因素的影响，目前并没有适合所有患者的饮食原则或建议。每位患者肠道病变累及的部位和范围，所处的疾病活动期，病情严重程度以及对饮食的反应等都存在差异。即使是同一个患者，在不同时期，病情也有所不同。适合病友的饮食方式并不一定适合患者自己。去年适合自己的饮食方式，有可能现在就不适合了。因而，患者需在专业医护人员指导下量身定制适合自己的饮食计划。所以说并不存在专门的炎症性肠病患者饮食，所有炎症性肠病患者采用同样的饮食方案是不现实且不利于疾病管理的。但平衡饮食、保持良好的营养状态是所有炎症性肠病患者都应坚持的饮食原则。

炎症性肠病患者寻找适合自己的个体化饮食需要一个不断摸索的过程。在此过程中，寻找患者能耐受和不能耐受的食物是饮食管理的重要内容，而这可以通过记饮食日记的方式实现（详见

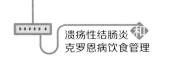
问题19）。饮食日记能清楚地记录患者吃了什么，吃了以后身体是否舒服，又能根据其计算出每天摄入的营养是否足够等。如果患者几乎每次（连续4～6周）吃某种食物后都会感到不舒服（如腹痛、腹泻等），首先可尝试改变该食物的烹饪方式。我们发现，一些患者吃油炸土豆后会出现不适，但是食用水煮土豆后并没有出现不适。若改变烹饪方式无效，可尝试避免食用该种食物（尤其是处于疾病活动期时）。当病情好转后，可以尝试再次进食之前排除的食物，因为有的食物在患者病情好转后是可以耐受的，这有利于患者饮食多样化，保证营养。

问题44：炎症性肠病患者应该进食高纤维饮食吗？

膳食纤维的作用很多，主要包括增加结肠短链脂肪酸的产生、预防肠癌、治疗便秘、预防和治疗肠道憩室病、降低血液胆固醇和甘油三酯、治疗胆石症、控制体重、降低成年糖尿病患者的血糖等。对处于便秘期的溃疡性结肠炎患者和克罗恩病患者（不含梗阻）来说，采用高纤维饮食很可能可以缓解症状。富含高纤维的食物主要包括荞麦、麦麸、小麦、燕麦、糙米、高粱、黑米、坚果、全麦面包、葡萄干面包、添加坚果的面包、添加坚果或全麦的奶制品、水果皮、未成熟的香蕉、生的蔬菜、韭菜、芹菜、玉米、蘑菇、带菜叶的蔬菜汁、带果肉的果汁、豆类（如黑豆、青豆、豌豆、绿豆、赤豆、蚕豆、芸豆、扁豆和鹰嘴豆等）等。

目前，高纤维饮食在溃疡性结肠炎和克罗恩病两种疾病中的研究情况不同。在溃疡性结肠炎方面，高纤维饮食与溃疡性结肠炎关联性的研究鲜见，未来值得进一步研究探索。美国一项纳入1619名炎症性肠病患者（克罗恩病患者1130例，溃疡性结肠炎患者或未定型结肠炎患者489例）的以网络为基础的队列研究[52]发现，高纤维消耗者中溃疡性结肠炎患者所占比例是克罗恩病患者的2.6倍，但纤维的消耗量似乎与溃疡性结肠炎疾病复发间不存在关联。

与溃疡性结肠炎相比，克罗恩病患者采用高纤维饮食的相关研究较多，且以支持高纤维饮食对克罗恩病有积极作用为主。美国学者Brotherton等[52]的调查研究显示，与低纤维摄入量组的克罗恩病患者相比，高纤维摄入量组的克罗恩病患者疾病复发率更低。英国学者Heaton等[53]也支持这个观点，他们指出，与未接受饮食指导者相比，高纤维摄入组的克罗恩病患者的住院次数和手术次数更少，住院天数也更短。另外，两项小样本研究同样发现了高纤维饮食对克罗恩病患者临床症状的缓解有益。一项纳入4名克罗

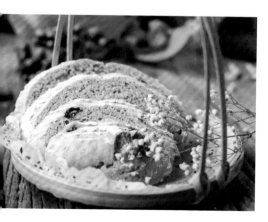

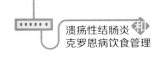

恩病患者的研究[54]发现，采用高纤维饮食（每日平均纤维摄入量为46克）或低纤维饮食（每日纤维摄入量为16克）后，两组克罗恩病患者疾病缓解率相近，但6周后，高纤维饮食组患者肠道内镜下缓解率更高。另一项纳入7名克罗恩病患者的研究发现，经过28天的高纤维低精制糖饮食后，克罗恩病患者的胃肠道症状明显改善[55]。此外，还有学者探讨了全麦麸饮食对克罗恩病患者的作用。美国Brotherton等[56]一项为期4周的随机对照研究证实，全麦麸饮食对克罗恩病患者来说可改善其肠道功能、提高其生活质量。在研究结束后，仍有4位患者表示愿意坚持每日进食全麦麸饮食。

　　饮食回顾表明，以植物为基础的饮食（plant-based diet）可以治疗和防止多种慢性疾病。半素食饮食（semivegetarian diet，SVD）属于以植物为基础的饮食，不可避免地包括了许多膳食纤维（超过普通人群日常纤维摄入量）。近年来，SVD逐渐受到了日本科研人员的关注。Chiba等[57]尝试在克罗恩病患者中开展SVD。该种饮食方案中每2千卡中包括32.4克膳食纤维（该纤维摄入量远超过日本普通人群每日建议的饮食纤维摄入量——女性17克/天，

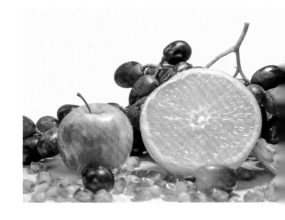

男性20克/天），每日都有米饭、蔬菜、水果，偶尔每周有鱼，每两周有肉。22名19～77岁的克罗恩病患者在住院期间参与了该研究。结果显示，联合英夫利昔单抗和SVD对新确诊的克罗恩病患者疾病缓解率达到了100%。该研究团队另在22名克罗恩病患者中开展了一项为期2年的前瞻性单中心临床试验，证实采用SVD饮食（包括鸡蛋、牛奶、味增汤、蔬菜、水果、豆类、土豆和原味酸奶）的克罗恩病患者的疾病诱导缓解率高达94%，明显高于对照组，且采用SVD方案1年后，患者的疾病维持缓解率达到100%，2年维持缓解率为92%，该结果提示SVD对于预防克罗恩病患者疾病复发有较好的疗效[58]。

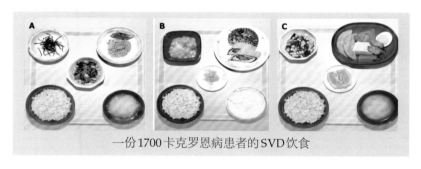

一份1700卡克罗恩病患者的SVD饮食

 问题45：炎症性肠病患者应该进食地中海饮食吗？

地中海是位于欧亚非三个洲之间世界上最大的陆间海。地中海饮食是地中海附近许多国家的古代饮食模式，是宗教、经济、文化实践结合的产物。地中海饮食主要含有谷物（如小麦、大麦、

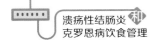

意大利面和蒸粗麦粉）、应季蔬菜和水果、豆类和坚果（如核桃、扁豆、鹰嘴豆、榛子、松子和杏仁）、奶制品（酸奶、奶酪和其他奶制品）、鱼、肉、点心（所占比例很小）、调味品（如迷迭香、薄荷、香菜、茴香和香芹等）和酒。这种饮食模式能够减少心血管疾病、癌症、神经系统疾病如帕金森和肥胖的发生风险，促进胃肠道溃疡愈合。地中海饮食饮食方式的特征是摄入大量的植物性食物和鱼类；食用少量或适量的乳制品和葡萄酒；较少食用猪肉和牛肉等红肉、精制糖和加工食品；将橄榄油作为膳食脂肪的主要来源。

目前，关于地中海饮食与炎症性肠病关系的研究很少，但已有研究指出，地中海饮食可能对炎症性肠病有利。美国学者Donovan等[59]发现，坚持地中海饮食模式与降低溃疡性结肠炎发病率和结肠直肠癌发病率有关。日本Takashima等[60]发现，溃疡性结肠炎实验小鼠额外补充纯橄榄油丰富的食物6周后，疾病活动指数得到了改善，血便、体重减轻得到了缓解。这可能与橄榄油含有的多酚、β-谷甾醇可改变氧化的低密度脂蛋白和前列腺素2综合体有关。

就克罗恩病来说，新西兰学者Marlow[61]让8名克罗恩病患者进行了为期6周的地中海饮食，包括大马哈鱼、牛油果、甘薯、无麸质面包、新西兰橄榄油、绿茶、蜂蜜、鱼油胶囊，结果发现，患者的超敏C反应蛋白水平有所下降。新西兰一项为期6周的饮食干预[61]证实，地中海饮食可以降低克罗恩病患者炎症指标，调节克罗恩病患者肠道菌群。此外，一项流行病学研究指出，与发达国家（如英国、美国、加拿大和新西兰）相比，地中海国家（如意大利、希腊、黎巴嫩、土耳其等）的炎症性肠病患病率明显更低[62]。

参照文献[63]，下表是对炎症性肠病患者的口服膳食的总结。

表6-1　炎症性肠病患者的口服膳食

饮食种类	对炎症性肠病的作用	需限制的食物	允许的食物
低纤维饮食	膳食纤维摄入量的减少会减少粪便抗原通过发炎的肠道并能减少大便的体积和排便频率；患者在疾病活动期或肠道狭窄时，应减少纤维摄入量	麸、豆类、浆果、扁豆、藜麦、所有水果/蔬菜皮、坚果、种子、李子、生的蔬菜（如芦笋、玉米）、所有谷物及其制品（糙米、胚芽米、青稞、全麦面包）	香蕉、白面包、白米饭、饼干、蛋糕、乳制品、蜂蜜、不含果肉和渣的果汁（最好是现榨果汁）、去皮的水果（如削皮的苹果、梨、桃子等）、煮熟的蔬菜（如甜菜、胡萝卜、土豆）、去除表皮的蔬菜汁、煮熟的肉、鱼、蛋、豆腐
高纤维饮食	在饮食中加入高纤维食物可以促进短链脂肪酸的产生，缓解肠道炎症	无	麸、小麦、燕麦、糙米、高粱、豆类、坚果、种子、水果皮、生的蔬菜和水果、带菜叶的蔬菜汁、带果肉的果汁、玉米、蘑菇、所有谷物、全麦面包、葡萄干面包、添加坚果的面包、添加坚果或全麦的奶制品
素食饮食	在饮食中加入高纤维植物性食物可以促进短链脂肪酸的产生，以调节肠道炎症	肉、家禽、鱼（完全素食饮食将会避免这些食物）	乳制品、蛋、豆类、水果、蔬菜、扁豆、坚果、所有谷物

续　表

饮食 种类	对炎症性肠病的作用	需限制的食物	允许的食物
无乳糖 饮食	消除饮食中所有乳糖可解决乳糖吸收不良和不耐受问题	所有含乳糖的乳制品	不含乳糖的乳制品
特定碳水化合物饮食	食物中的部分碳水化合物较难被肠道吸收而成为细菌和酵母的营养素，导致细菌和酵母过度生长，进而引起小肠黏膜损伤和肠道菌群过度增殖	豆类、大多数罐头食品（如肉类、鱼、蔬菜、水果）、高乳糖乳制品（如牛奶）、所有谷物（如面包、意大利面）、淀粉类蔬菜（如玉米、土豆、山药）、食用糖、添加了糖的食物	无乳糖乳制品（如自制酸奶）、新鲜/煮熟的水果、未加糖的果汁、非淀粉类蔬菜（如菠菜）、坚果、新鲜或冰冻的肉类、豆腐、鱼、蛋、蜂蜜、茶、咖啡、醋、油
低 FODMAP 饮食	减少饮食中可发酵碳水化合物（果糖、乳糖、果聚糖和多元醇）的摄入量，有助于减轻炎症性肠病患者的胃肠道症状，对肠易激综合征的效果类似	豆类、扁豆、高乳糖乳制品、小麦、大麦和黑麦谷物（如面包、意大利面）、高FODMAP水果和蔬菜（如苹果、梨、李子、柿子、芒果、西瓜、樱桃、杏、鳄梨、荔枝、芦笋、西兰花、蘑菇、豌豆、甘蓝、番茄）、蜂蜜、大蒜、大葱、洋葱	低乳糖/无乳糖乳制品、不含麸质谷物（如玉米、马铃薯、藜麦、大米）、低FODMAP水果和蔬菜（如香蕉、橙色哈密瓜、草莓、橙子、青菜、白菜、黄瓜、豆芽、胡萝卜、土豆、菠菜）、猪肉、羊肉、鱼肉、鸡肉、豆腐、食用糖
旧石器时代饮食	旧石器时代饮食可能可以降低在原始社会中罕见的慢性病的发生风险	所有谷物、乳制品、糖类、加工食物、淀粉类蔬菜（如土豆）	肉、水果、蔬菜

饮食种类	对炎症性肠病的作用	需限制的食物	允许的食物
无麸质饮食	限制所有含麸质食品,可减轻非腹腔炎症性肠病患者的炎症,改善症状,如乳糜泻患者	小麦、大麦和黑麦、含麸质的食物(如部分酱油、啤酒、汤和用小麦粉制成的酱汁)	无麸质面包、谷物、乳制品、新鲜/熟食水果和蔬菜
地中海饮食	地中海饮食以植物性食物和鱼类为主,可能对炎症性肠病有利	红肉、精制糖、加工食品	谷物(如小麦、大麦、意大利面)、应季蔬菜和水果、豆类和坚果(如核桃、榛子、松子和杏仁)、鱼、肉、乳制品(乳酸奶、奶酪)、调味品(如迷迭香、薄荷、香菜、茴香和香芹等)、橄榄油、酒

参考文献

[1] Herfarth H, Martin C, Sandler R, et al. Prevalence of a gluten-free diet and improvement of clinical symptoms in patients with inflammatory bowel diseases[J]. Inflamm Bowel Dis, 2014, 20(7): 1194-1197.

[2] Aziz I, Branchi F, Pearson K, et al. A study evaluating the bidirectional relationship between inflammatory bowel disease and self-reported non-celiac gluten sensitivity[J]. Inflamm Bowel Dis, 2015, 21(4): 847-853.

[3] Wright R, Truelove S. A controlled therapeutic trial of various diets in ulcerative colitis[J]. Br Med J, 1965, 2(5454): 138-141.

[4] Kakodkar S, Farooqui A, Mikolaitis S, et al. The specific carbohydrate diet for inflammatory bowel disease: A case series[J]. J Acad Nutr Diet, 2015, 115(8): 1226-1232.

[5] Haas S, Haas M. The treatment of celiac disease with the specific carbohydrate diet: Report on 191 additional cases[J]. Am J Gastroenterol,

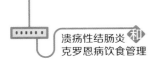

1955, 23(4): 344-360.

[6] Kakodkar S, Farooqui AJ, Mikolaitis S L, et al. The specific carbohydrate diet for inflammatory bowel disease: A case series[J]. Journal of the Academy of Nutrition and Dietetics, 2015, 115(8): 1266-1232.

[7] Khandalavala B, Nirmalraj M. Resolution of severe ulcerative colitis with the specific carbohydrate diet[J]. Case Rep Gastroenterol, 2015, 9(2): 291-295.

[8] Tieman J. A case study of inflammatory bowel disease in a ten year old girl and the use of the specific carbohydrate diet[J]. Nutritional Perspective, 2008, 31(3):18-22.

[9] Obih C, Wahbeh G, Lee D, et al. Specific carbohydrate diet for pediatric inflammatory bowel disease in clinical practice within an academic IBD center[J]. Nutrition, 2016, 32(4): 418–425.

[10] Suskind D, Wahbeh G, Gregory N, et al. Nutritional therapy in pediatric Crohn's disease: The specific carbohydrate diet[J]. J Pediatr Gastroenterol Nutr, 2014, 58(1): 87-91.

[11] Cohen S, Gold B, Oliva S, et al. Clinical and mucosal improvement with specific carbohydrate diet in pediatric Crohn's disease[J]. J Pediatr Gastroenterol Nutr, 2014, 59(4): 516-521.

[12] Burgis J, Nguyen K, Park K, et al. Response to strict and liberalized specific carbohydrate diet in pediatric Crohn's disease[J]. World J Gastroenterol, 2016, 22(6): 2111-2117.

[13] Shepherd S, Lomer M, Gibson P. Short-chain carbohydrates and functional gastrointestinal disorders[J]. Am J Gastroenterol, 2013, 108(5): 707-717.

[14] Gibson P, Shepherd S. Evidence-based dietary management of functional gastrointestinal symptoms: The FODMAP approach[J]. J Gastroenterol Hepatol, 2010, 25(2): 252-258.

[15] Tuck C, Muir J, Barrett J, et al. Fermentable oligosaccharides, disaccharides, monosaccharides and polyols: Role in irritable bowel syndrome[J]. Expert Rev Gastroenterol Hepatol, 2014, 8(7): 819-834.

[16] Gearry R, Irving P, Barrett J, et al. Reduction of dietary poorly absorbed short-chain carbohydrates (FODMAPs) improves abdominal symptoms in patients with inflammatory bowel disease—A pilot study[J]. J Crohns Colitis, 2009, 3(1): 8-14.

[17] Barrett J, Irving P, Shepherd S, et al. Comparison of the prevalence of fructose and lactose malabsorption across chronic intestinal disorders[J]. Aliment Pharmacol Ther, 2009, 30(2): 165-174.

[18] Prince A, Myers C, Joyce T, et al. Fermentable carbohydrate restriction (low FODMAP diet) in clinical practice improves functional gastrointestinal symptoms in patients with inflammatory bowel disease[J]. Inflamm Bowel Dis, 2016, 22(5): 1129-1136.

[19] Joyce T, Staudacher H, Whelan K, et al. Symptom response followling advice on a diet low in short-chain fermentable carbohydrates (FODMAPs) for functional bowel symptoms in patiens with IBD[J]. Gut, 2014, 63(Suppl 1): A164.

[20] 郑沁薇, 郝微微, 邵兰君, 等. 低FODMAPs饮食对IBO患者胃肠功能紊乱影响的研究进展 [J]. 胃肠病学, 2017, 22(3): 184-186.

[21] Eaton S, Konner M. Paleolithic nutrition. A consideration of its nature and current implications[J]. N Engl J Med, 1985, 312(5): 283-289.

[22] Genoni A, Lo J, Lyons P, et al. Compliance, palatability and feasibility of paleolithic and Australian guide to healthy eating diets in healthy women: A 4-week dietary intervention[J]. Nutrients, 2016, 8(8):E481.

[23] James S, Muir S, Curtis S, et al. Dietary fibre: A roughage guide[J]. Intern Med J, 2010, 33(7): 291-296.

[24] Vanhauwaert E, Matthys C, Verdonck L, et al. Low-residue and low-fiber diets in gastrointestinal disease management[J]. Adv Nutr, 2015, 6(6): 820-827.

[25] Pituch-Zdanowska A, Banaszkiewicz A, Albrecht P. The role of dietary fibre in inflammatory bowel disease[J]. Prz Gastroenterol, 2015, 10(3): 135-141.

[26] Zhou Y, Ma X, Chen Y. Dietary practices of Chinese patients with

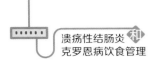
inflammatory bowel disease: A naturalistic inquiry[J]. Gastroenterol Nurs, 2014, 37(1): 60-69.

[27]　Costa C, Carrilho F, Nunes V, et al. A snapshot of the nutritional status of Crohn's disease among adolescents in Brazil: A prospective cross-sectional study[J]. BMC Gastroenterol, 2015, 15: 172.

[28]　Jones V, Dickinson R, Workman E, et al. Crohn's disease: Maintenance of remission by diet[J]. Lancet, 1985, 326(8448): 177-180.

[29]　Zhao M, Zhu W, Gong J, et al. Dietary fiber intake is associated with increased colonic mucosal GPR43+ polymorphonuclear infiltration in active Crohn's disease[J]. Nutrients, 2015, 7(7): 5327-5346.

[30]　Levenstein S, Prantera C, Luzi C, et al. Low residue or normal diet in Crohn's disease: A prospective controlled study in Italian patients[J]. Gut, 1985, 26(10): 989-993.

[31]　Woolner J T, Parker T J, Kirby G A, et al. The development and evaluation of a diet for maintaining remission in Crohn's disease[J]. J Hum Nutr Diet, 1998, 11:1-11.

[32]　Fernandez-Banares F, Hinojosa J, Sanchez-Lombrana J, et al. Randomized clinical trial of plantago ovata seeds (dietary fiber) as compared with mesalamine in maintaining remission in ulcerative colitis. Spanish group for the study of Crohn's disease and ulcerative colitis (geteccu)[J]. Am J Gastroenterol, 1999, 94(2): 427-433.

[33]　Hallert C, Bjorck I, Nyman M, et al. Increasing fecal butyrate in ulcerative colitis patients by diet: Controlled pilot study[J]. Inflamm Bowel Dis, 2003, 9(2): 116-121.

[34]　Welters C, Heineman E, Thunnissen F, et al. Effect of dietary inulin supplementation on inflammation of pouch mucosa in patients with an ileal pouch-anal anastomosis[J]. Dis Colon Rectum, 2002, 45(5): 621-627.

[35]　Oliveira VRB, Rocha R, Lopes M B, et al. Facotrs associated with low intake of dietary fiber in inflammatory bowel disease patients[J]. Health, 2014, 6:1300-1309.

[36]　Stein A, Cohen R. Dietary fiber intake and Crohn's disease[J].

Gastroenterology, 2014, 146(4): 1133.

[37] 周云仙, 应立英. 炎症性肠病患者饮食日记本的设计与应用 [J]. 护理学 杂志, 2013, 28(9): 8-10.

[38] Rajendran N, Kumar D. Role of diet in the management of inflammatory bowel disease[J]. World J Gastroenterol, 2010, 16(12): 1442-1448.

[39] Candy S, Borok G, Wright J, et al. The value of an elimination diet in the management of patients with ulcerative colitis[J]. S Afr Med J, 1995, 85(11): 1176-1179.

[40] 马铭泽, 张安忠, 蒯景华, 等. 溃疡性结肠炎患者食物特异性抗体的检 测和剔除过敏食物对临床疗效的影响 [J]. 山东大学学报 (医学版), 2011, 49(1): 86-89.

[41] Riordan A, Hunter J, Cowan R, et al. Treatment of active Crohn's disease by exclusion diet: East Anglian multicentre controlled trial[J]. Lancet, 1993, 342(8880): 1131-1134.

[42] Giaffer M, Cann P, Holdsworth C. Long-term effects of elemental and exclusion diets for Crohn's disease[J]. Aliment Pharmacol Ther, 1991, 5(2): 115-125.

[43] Jones V. Comparison of total parenteral nutrition and elemental diet in induction of remission of Crohn's disease. Long-term maintenance of remission by personalized food exclusion diets[J]. Dig Dis Sci, 1987, 32(12 Suppl): 100s-107s.

[44] Slonim A, Grovit M, Bulone L. Effect of exclusion diet with nutraceutical therapy in juvenile Crohn's disease[J]. J Am Coll Nutr, 2009, 28(3): 277-285.

[45] Rajendran N, Kumar D. Food-specific IgG4-guided exclusion diets improve symptoms in Crohn's disease: A pilot study[J]. Colorectal Disease, 2011, 13(9): 1009-1013.

[46] Vagianos K, Bector S, McConnel J, et al. Nutrition assessment of patients with inflammatory bowel disease[J]. JPEN J Parenter Enteral Nutr, 2007, 31(4):311-319.

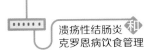
[47] Reilly J, Ryan J, Strole W, et al. Hyperalimentation in inflammatory bowel disease[J]. Am J Surg, 1976, 131(2): 192-200.

[48] Dickinson R, Ashton M, Axon A, et al. Controlled trial of intravenous hyperalimentation and total bowel rest as an adjunct to the routine therapy of acute colitis[J]. Gastroenterology, 1980, 79(6): 1199-1204.

[49] Triantafillidis J, Papalois A. The role of total parenteral nutrition in inflammatory bowel disease: Current aspects[J]. Scand J Gastroenterol, 2014, 49(1): 3-14.

[50] Ostro M, Greenberg G, Jeejeebhoy K. Total parenteral nutrition and complete bowel rest in the management of Crohn's disease[J]. JPEN J Parenter Enteral Nutr, 1985, 9(3): 280-287.

[51] Kushner R, Shapir J, Sitrin M. Endoscopic, radiographic, and clinical response to prolonged bowel rest and home parenteral nutrition in Crohn's disease[J]. JPEN J Parenter Enteral Nutr, 1986, 10(6): 568-573.

[52] Brotherton C, Martin C, Long M, et al. Avoidance of fiber is associated with greater risk of Crohn's disease flare in a 6-month period[J]. Clinical Gastroenterology and Hepatology, 2016, 14(8): 1130-1136.

[53] Heaton K, Thornton J, Emmett P. Treatment of Crohn's disease with an unrefined-carbohydrate, fibre-rich diet[J]. Br Med J, 1979, 2(6193): 764-766.

[54] Bartel G, Weiss I, Turetschek K, et al. Ingested matter affects intestinal lesions in Crohn's disease[J]. Inflamm Bowel Dis, 2008, 14(3): 374-382.

[55] Brotherton C S, Taylor A G, Anderson J G. Can a high fiber diet improve bowel function and health-related quality of life in patients with Crohn's disease?[J].FASEB J, 2012, 26:1b338.

[56] Brotherton C, Taylor A, Bourguignon C, et al. A high-fiber diet may improve bowel function and health-related quality of life in patients with Crohn's disease[J]. Gastroenterol Nurs, 2014, 37(3): 206-216.

[57] Chiba M, Tsuji T, Nakane K, et al. High amount of dieary fiber not harmful but favorable for Crohn disease[J]. Perm J, 2015, 19(1):58-61.

[58] Chiba M, Abe T, Tsuda H, et al. Lifestyle-related disease in Crohn's disease: Relapse prevention by a semi-vegetarian diet[J]. World J Gastroenterol, 2010, 16(20): 2484-2495.

[59] Donovan M, Selmin O, Doetschman T, et al. Mediterranean diet, inflammatory bowel diseases, and colon cancer[M]. Mediterranean Diet. Swizerland: Springer, 2016:181-201.

[60] Takashima T, Sakata Y, Iwakiri R, et al. Feeding with olive oil attenuates inflammation in dextran sulfate sodium-induced colitis in rat[J]. J Nutr Biochem, 2014, 25(2): 186-192.

[61] Marlow G, Ellett S, Ferguson I, et al. Transcriptomics to study the effect of a mediterranean-inspired diet on inflammation in Crohn's disease patients[J]. Hum Genomics, 2013, 7: 24.

[62] Talley N, Abreu M, Achkar J, et al. An evidence-based systematic review on medical therapies for inflammatory bowel disease[J]. Am J Gastroenterol, 2011, 106 Suppl 1: S2-25; quiz S26.

[63] Shah N, Parian A, Mullin G, et al. Oral diets and nutrition support for inflammatory bowel disease: What is the evidence?[J]. Nutr Clin Pract, 2015, 30(4): 462-473.

第七章

炎症性肠病患者不同疾病阶段的饮食建议

 问题46：当炎症性肠病患者处于疾病缓解期时该如何饮食呢？

平衡饮食是炎性肠病患者处于疾病缓解期时重要的饮食原则。平衡饮食要求患者每日饮食摄入要包括以下五大类食物：①淀粉类，如面包、米饭、谷物、土豆等；②蔬菜和水果；③蛋白质类，如肉、鱼、家禽、鸡蛋、豆腐等；④含钙丰富的食品或奶制品如牛奶、奶酪等，但若患者不能耐受，则可选择此类食物的替代品如含钙豆奶等；⑤高热量食物，如脂肪等。

在平衡饮食的基础上，患者可以根据自己的口味喜好、生活习惯和食物耐受情况进行食物选择。有研究[1]表明，增加水果和蔬菜的摄入，减少

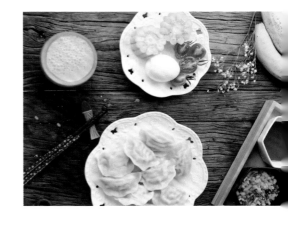

红肉的摄入，可以降低疾病的复发率，提高患者生活质量。但这并不意味着患者可以无限制地进食蔬菜和水果，而不食用红肉。所有饮食都要建立在平衡饮食的基础上。同时我们建议选购新鲜当季的食材，不买加工食品[2]。

在疾病缓解期，除非医生建议，否则我们不推荐患者限制或回避某种食物。不然会影响患者对食物的选择和营养素的摄入，也在一定程度上让患者失去了饮食的乐趣。但是有些食物，甚至在疾病缓解期也很难被消化，这些食物包括：①含非水溶性纤维的食物，如水果的果皮、全麦谷物、糙米和野生稻等；②种子类食物；③坚果类食物；④生的蔬菜等。患者可能需要关注这些食物对消化道可能产生的影响，如腹痛、腹泻等。

此外，考虑到患者的整体健康，也不建议患者进食可能会增加其他疾病（如高血压、糖尿病、胃炎等）患病风险的食物：①腌制食品，如榨菜、酱瓜、霉干菜等；②油炸或油腻食物，如肥肉、黄油、薯条、人造奶油等；③辛辣食物，如辣椒、花椒、大蒜、芥末、生姜、洋葱、生葱、胡椒等（但可以用于调味）。

需要注意，并不是每位炎症性肠病患者进食上述食物后都会出现不适。患者需要留意哪些食物会引起肠道不适或进食后感到不舒服，从而进行个体化进食。如果发现自己很难做到平衡饮食，可求助于医生或营养师。

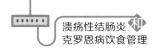

📋 问题47：当炎症性肠病患者处于疾病发作期时该如何饮食呢？

炎症性肠病疾病发作期往往伴随腹痛、腹泻等不适症状。在发作期患者需要调整饮食，如改为半流质饮食或流质饮食等，以减轻肠道负担。我们建议患者在疾病发作期进行低渣、低纤维饮食，尽量选择容易消化的食物（如精制谷物类食物，煮烂的芦笋、土豆、苹果泥等），避免或限制摄入非水溶性纤维（如水果的果皮、种子、麸皮和胚芽等）。如果患者有肠道狭窄（多见于克罗恩病患者），建议参考肠道狭窄患者饮食。如果患者曾做过小肠切除手术（回肠为主）或回肠炎症非常严重，可能会导致患者在脂肪的消化吸收方面出现问题，建议进行低脂饮食。如果腹泻严重，建议参考炎症性肠病腹泻患者饮食。如果患者只出现便秘症状，则不需要进行低渣、低纤维饮食[3]。

此外，在炎性肠病疾病发作期建议避免进食酒类、糖果、咖啡因等。避免这类食物并不能使患者更快地度过疾病活动期，但可能缓解疾病活动期的临床症状。因为这些食物中可能含有导致患者腹胀、腹泻、排气增多的咖啡因、人工甜味剂等。也要避免食用冰饮料，因为它可能引起患者腹痛。

疾病发作期患者很可能需要少量多餐（平均每隔2～4小时进餐一次，或者每天5～6餐），以减轻肠道负担，利于摄入食物的消化。有报道称，把早餐变成一天中主要的一餐能让患者更好地耐受食物。此外，因为炎症活动期时对蛋白质的需求增加，患者可以尝试在饮食中加入一些蛋白质类食物，如鱼、水煮蛋的蛋白。同时，建议患者记饮食日记，以便发现可能导致症状加重的食物。如果发现可能导致症状加重的食物（连续几周，建议4～6周），可以尝试从食谱中减少或避免这些食物的摄入，关注减少或避免这类食物后疾病症状是否得到改善。但需注意的是，排除一种食物之后，需要摄入提供相同营养素的代替食物。例如，当排除摄入乳制品时，应确保可以从其他食物中获取钙和维生素D。在疾病恢复后，患者需要尝试再次摄入被避免食用的食物。

疾病发作期合并严重食欲下降，或疾病发作期症状严重，建议患者进食流质饮食或采用营养支持（肠内营养如安素、百普利等，或肠外营养如卡文）来缓解症状。这可能具有减少炎症的作用，特别是针对克罗恩病患者。流质饮食能够使肠道得以休息，同时能够为患者补充能量，改善其营养状态，促进恢复。

在治疗过程中，药物也会影响营养的吸收。激素会妨碍钙的吸收，也可能会降低骨密度，甚至导致骨质疏松。补充钙和维生素D可帮助保护骨骼健康。正在接受激素治疗的患者应根据个体情况，按照医生的建议补充钙和维生素D。使用柳氮磺胺吡啶和甲氨蝶呤会影响叶酸的吸收，因此我们建议正在使用上述药物的患者每日补充叶酸800微克～1毫克[3]。考来烯胺可能会减少脂溶性维生素的吸收，患者应根据情况补充维生素。

当然，由于每个人病情不一样，我们在此给出的建议供患者

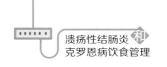

参考。具体饮食内容与细节，请咨询医生，跟他们共同探讨，一起度过疾病发作期。

 问题48：炎症性肠病患者腹泻时该如何饮食呢？

严重腹泻会造成脱水，使体液、营养物质和电解质丢失。患者可能为了避免一天多次排便而不敢吃太多，但这会有发生营养不良的风险。腹泻时患者对能量的需求会增加，如果此时患者体重开始下降，则需尝试每天增加250～500卡的能量摄入。

发生腹泻时，保持机体摄入充足的水分非常重要，可饮用果汁、柠檬汁、奶昔、水果茶或草药茶（加入蜂蜜或糖将会带来更多能量）等，同时还需补充盐分。但是不需要过多的糖，因为过多的糖会吸引水进入肠道，会加重腹泻。因此用于补充液体、维生素及电解质的果汁可能需要稀释后使用。

如果患者胃口很差，有必要摄入更多富含营养的饮料。如果仅喝水或茶等，虽然能帮助患者保持水分，但不能补足能量。此外，进行低渣、低纤维饮食也对患者非常有益。

在腹泻期间患者可能会出现乳糖不耐受，如喝牛奶后腹泻加重。因此，腹泻期间可以避免摄入奶制品，使用牛奶的替代品如豆奶等，待腹泻好转后再逐渐恢复奶制品摄入。腹泻期患者可能还需要避免酒类和含咖啡因等可能加重腹泻的食物。此外，不建议患者边吃饭边喝水，这样也容易加重腹泻症状。

问题49：肠道狭窄的克罗恩病患者饮食应该注意什么？

肠道狭窄的克罗恩病患者很可能需要采用低渣、低纤维饮食，避免食用坚硬食物（如全豌豆、全玉米、种子等）。需要低渣、低纤维饮食的原因是，炎症和肠壁增厚导致小肠狭窄，大量纤维通过狭窄的肠腔可能会引起疼痛。而进食的坚硬食物可能无法通过狭窄的肠道，导致腹痛，甚至引起肠梗阻。此外，炎症肠管收缩也会引起疼痛。

尽管大部分水果和蔬菜纤维含量高，但每日饮食中摄入水果和蔬菜对患者的营养获取而言是重要的，患者可以通过改变烹调方式来解决纤维含量高的问题。我们建议患者把蔬菜去除皮、籽和茎，切碎、煮熟后再食用，既可以煮汤，也可以做成菜泥；水果也是去除皮、籽后再食用，可榨汁也可做成果泥。

如果患者肠道狭窄位置位于小肠上端，那么食用的肉类最好能切碎，烹调方式以蒸、煮、焖、炖等为佳，尽可能避免油炸或爆炒。患者如果感觉食物味道很淡，没有食欲，可以在烹调时加入大蒜和洋葱来调味（但不食用大蒜和洋葱），以增加食欲，同时又避免其对肠道刺激的作用。

少量多餐（每天5～6餐）、细嚼慢咽（延长用餐时间，便于更好地吸收营养）是比较适合肠道狭窄的克罗恩病患者的进食方式。患者需要避免把不消化的食物（如大块软骨、芹菜茎、水果的皮和髓核部分等）大块地吃进去。当然，患者可以通过

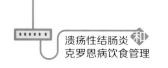
咨询自己的主治医生获得更多的相关建议。美国克罗恩病和结肠炎基金会对肠道狭窄的炎症性肠病患者的饮食建议，也包括低纤维饮食或特殊的液体饮食，限制高纤维食物的摄入，少量多餐，减少油腻或油炸食物的摄入等[4]。

 问题50：回肠切除的炎症性肠病患者的营养补充建议有哪些？

虽然手术后最初几周患者可能无法正常饮食，但经历切除手术一般不影响患者的消化过程，因此除非医生特别建议，否则术后几周应该尽可能地正常饮食。经历过回肠切除手术的患者常出现较多的水盐丢失问题，可能需要进行额外营养补充，这在夏季更有必要。

此外，切除了回肠，人体将无法很好地从食物中获取某些营养素，特别是维生素 B_{12}。缺乏维生素 B_{12} 将会对患者身体健康造成危害，如发生贫血。可以通过注射维生素 B_{12} 予以纠正。在回肠手术后（回肠能够吸收胆汁盐），胆汁盐进入大肠（结肠）引起水样便，患者可能需要低脂饮食，食用瘦肉、低脂肉类和家禽类。药物治疗可能也可以缓解水样便症状。患者可能还会出现乳糖消化问题。乳糖消化不良可能会引起腹部绞痛、产气、腹泻和腹胀，患者应该视情况减少牛奶的摄入量，用其他食物（如豆奶）代替牛奶以补充所需的营养素，或者咨询医生予以适量的营养补充剂。

 问题51：有造口的炎症性肠病患者的营养补充建议有哪些？

如果患者经历过造口手术或有造口袋，可以询问医生具体的饮食建议。以下食物是我们建议患者考虑避免的：①易引起腹部绞痛，刺激肛周的食物，如椰子、坚果、带果核的水果、辛辣食物；②易产气的食物，如杏仁、瓜子、花生、马铃薯、番薯、花椰菜、甘蓝、包心菜、碳酸饮料等；③易胀气的食物，如口香糖、碳酸饮料等；④易致腹泻的食物，如啤酒、巧克力、辣椒等；⑤不易消化的饮食如粽子、年糕、油炸食物等含糯米的食物；⑥易产生臭味的食物如洋葱、大蒜、韭菜、大葱等[5]；⑦患者可以继续饮酒，但过度饮酒可引起脱水。此外，饮用啤酒和红酒可能增加造口排出量。

另外，我们还有以下建议供患者参考：①回肠造口术术后患者可能会出现肠道阻塞和脱水的情况，彻底地咀嚼食物能够帮助患者减少这种情况的发生。②在术后初期进食低渣、低纤维食物，以促进更好的消化，帮助肠道功能恢复。③术后6~8周，患者可以在饮食中添加新食物，大概每三天添加一次，并在饮食日记上做好记录。④患者应当遵守饮食平衡的原则，进食富含各种营养素的食品，避免发生营养不良。

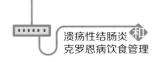

 问题52：出现短肠综合征的炎症性肠病患者的营养补充建议有哪些？

短肠综合征非常少见，但在经历多次肠道切除手术和（或）炎症累及肠道范围广的克罗恩病患者中偶尔能见到。由于手术导致患者小肠长度＜200厘米（小于正常长度的一半）被称为短肠综合征。由于肠道营养吸收范围减少，患者很可能需要多吃来维持正常体重。可以采用每天4～5餐，餐间进食点心的方式。在进餐时，先吃最有营养的食物和固体食物，因为固体食物会减慢消化速度。在进餐时，还需要限制液体摄入量，每餐喝半杯液体或更少，以防消化速度过快。吃饭时，可以尝试彻底咀嚼食物，试着每口嚼大约40次。但部分短肠综合征患者即使多吃也无法获取所需营养。在这种高度异常的情况下，患者可能需要长期肠外营养（使营养直接进入血循环）。

此外，短肠综合征给患者带来的影响是不同的。患者可能存在脱水（水盐缺乏）问题，尤其是有造口的患者。短肠综合征患者可能需要低草酸盐饮食来降低肾结石发生风险。而茶、速溶咖啡、可乐、坚果、豆制品、绿色多叶蔬菜、芹菜、橘子、芦荟和小麦胚芽等均是高草酸盐食物，应减少食用。短肠综合征患者还易出现锌缺乏。缺锌的临床表现包括皮疹，味觉、嗅觉和视觉改变，伤口愈合困难。如果有缺锌的情况，医生会建议患者适量补锌。

　　以下食物是我们建议患者应考虑避免的：①含浓缩糖的食物，如饼干、蛋糕、糖果、巧克力、水果饮料、蜂蜜和糖浆；②对胃肠道有刺激的食物，如含酒精和含咖啡因的食物；③含渗透性的碳水化合物的食物，如果汁、可乐和含糖食物（如馅饼和甜甜圈），这些食物会把水吸进胃肠道，导致营养损失；④难消化食物，如全坚果、种子、椰子、果皮和干果。

参考文献

[1] Haskey N, Gibson D. An examination of diet for the maintenance of remission in inflammatory bowel disease[J]. Nutrients, 2017, 9(3): 259.

[2] Shivashankar R, Lewis J D. The role of diet in inflammatory bowel disease.[J]. Curr Gastroenterol Rep, 2017, 19(5): 22.

[3] Owczarek D, Rodacki T, Domagala-Rodacka R, et al. Diet and nutritional factors in inflammatory bowel diseases[J]. World J Gastroenterol, 2016, 22(3): 895-905.

[4] Brown A, Rampertab S, Mullin G. Existing dietary guidelines for Crohn's disease and ulcerative colitis[J]. Expert Rev Gastroenterol Hepatol, 2011, 5(3): 411-425.

[5] 朱小霞, 李显蓉, 刘莉, 等. 造瘘口病人的饮食护理[J]. 饮食保健, 2017, 4(9): 147-150.

第八章

炎症性肠病特殊场合的饮食建议

 问题53：炎症性肠病患者外出聚餐该如何饮食呢？

聚餐是人们社会生活的重要组成部分，很多社交活动都与聚餐有关。而外出就餐可能会让患者感到焦虑，患者可能担心食用外面的食物后自己会不舒服，也可能担心外面食物的烹调方式并不适合自己等。虽然并没有所谓的炎症性肠病患者"安全菜单"[1]，但是只要掌握以下技巧和策略，外出就餐就没有那么可怕，炎症性肠病患者一样能享受聚餐的美好时光。

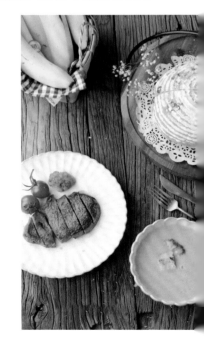

（1）避免在饥饿时外出聚餐，因为这容易令人饥不择食，而忽略小心地选择食物。

（2）不要不好意思提出特殊的饮食要求，很多餐厅都乐意也能够按客人的要求调整食材或食物烹饪方法。

（3）如果有特殊饮食要求，可以提前打电话咨询或在网上查询菜单。如此，患者可找出潜在的问题食物，避免在看菜单时匆忙而未能恰当地选择食物。

（4）如果没有提前了解菜单信息，建议遵循平衡饮食的原则来选择食物，避免食用可能刺激肠道、加快肠道蠕动的碳酸饮料和酒类。

（5）每次点小份或吃的分量少一点。如果对该食物耐受良好，可以再点；如果不能耐受或不喜欢该食物，那既不会造成浪费，又可以再选其他菜品。

（6）如果不确定对菜单食物的耐受情况，就以最清淡为原则，例如选择烹饪方式为清蒸、水煮、炖等的食物，避免或减少食用浓味食物、酱汁和调味品等。

（7）如果去参加派对，带一种自己可以吃的食物，并给其他人也带足够的分量，这样大家可以一同享受美食。

（8）预先了解洗手间的位置。

（9）在袋子、背包或汽车里，准备成人尿片或保护衣物，或多带一套衣服，以便在需要时更换。

 问题54：炎症性肠病患者节假日该如何饮食呢？

节假日是朋友聚餐、家庭聚会的良好时机，人们往往喜欢大

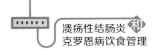

鱼大肉，导致摄入的油脂、蛋白过剩，容易给肠胃造成负担。为了使患者更好地享受节假日的快乐，我们希望患者考虑自己的病情，结合自己可能存在的饮食限制，适当地享受美食。尽可能坚持正常饮食习惯，少量多餐，同时关注新摄入食物与症状的关系。

（1）选择适当的饮料：可选择果汁、酸奶、功能性饮料（适量）等，避免酒类、碳酸饮料等。

（2）适宜蛋白摄入：避免因大量进食甲鱼、海参、虾、蟹等高蛋白食物而引起肠道反应，做到少量多餐。

（3）零食有度：零食是节假日的重要食物之一，建议适量食用。①多吃坚果、油炸食品等高脂肪零食不仅会影响消化，且存放不当易变质酸败，误食可能引起腹泻。②宜选可剥皮的水果，防止由于卫生问题引起的腹部不适，可选苹果、枇杷、猕猴桃等低甜度水果。③蜜饯、水果干等膳食纤维含量高，添加剂较多，不宜多吃。

（4）健康作息：不要在节假日气氛影响下忘记按时吃药，也不要在节假日期间经常熬夜。

（5）肠内营养补充：疾病活动期，患者无法消化吸收节假日的高热量、高脂肪大餐，需着重补充肠内营养制剂，避免身体消瘦。如果需要走亲访友，期间要合理安排补充营养制剂。

参考文献

[1]　Triggs C M, Munday K, Hu R, et al. Dietary factors in chronic inflammation: Food tolerances and intolerances of a New Zealand Caucasian Crohn's disease population[J]. Mutat Res: Fundam Mol Mech Mutagen, 2010, 690: 123-138.

第九章

炎症性肠病患者的营养补充

 问题55：炎症性肠病患者需要补充维生素吗？

一项关于儿童炎症性肠病患者的调查发现[1]，在儿童炎症性肠病患者中，有62%缺乏维生素D，16%缺乏维生素A，5%缺乏维生素E，40%缺乏锌。由此可见，在炎症性肠病患者中，维生素缺乏是比较常见的，特别是病变部位在小肠的活动期克罗恩病患者，或者做过肠道切除术的患者[2]。患者维生素缺乏或不足可能是摄入减少（如克罗恩病患者常伴有食欲减退、腹痛、恶心、呕吐、进餐后腹泻等症状，在饮食上也有一定的限制）、吸收不良（小肠切除的克罗恩病患者有效吸收面积减少）、丢失增加（长期慢性腹泻使患者丢失的营养成分增多）、药物作用（抗生素改变肠道菌群，进而影响维生素K的吸收）和疾病状态下的消耗增加（炎症性肠病患者因发热、感染等因素而机体代谢增加）等导致的。尽管如此，并不是所有的炎症性肠病患者都会经历营养素缺乏，这与患者目前的饮食、用药、疾病严重程度、肠道病变部位及先前的肠道手术等情况有关。血液监测等可以帮助患者发现缺少哪些营养素，如铁、钾、维生素等。患者如果想要额外补充维生素，请与主治医生一起商讨是否需要额外补充以及具体补充哪些物质。此外，对已经缺乏维生素的患者来说，定期（每年）检查相应指标尤其重要。

 问题56：炎症性肠病患者需要补充铁吗？

贫血是炎症性肠病患者常见的并发症，其中又以缺铁性贫血最为常见。大部分炎症性肠病患者铁摄入不足，而肠道慢性失血又导致铁丢失增加，这些都是导致缺铁性贫血发生的原因。疾病部位在结肠的溃疡性结肠炎患者和（或）克罗恩病患者可能因为血便（尤其是持续性血便）导致铁缺乏。Nielsen 等[3]从2014年开始进行的一项对三级转诊中心炎症性肠病患者贫血治疗的系统性研究发现，克罗恩病患者的贫血发生率为27%，而溃疡性结肠炎患者的贫血发生率为21%。

2017版欧洲肠外肠内营养学会（European Society of Parenteral Enteral Nutrition，ESPEN）对缺铁有了较为详细的阐述[4]：当炎症性肠病患者出现缺铁性贫血时，需要补铁；补铁的目标是使血红蛋白和铁储存水平恢复至正常值；口服补铁应当作为轻度贫血非活动期患者的临床一线治疗方法，但该治疗方法不适用于对口服铁剂无法耐受的患者。对疾病活动期患者，指南推荐考虑将静脉补铁作为一线治疗方法，同时也推荐血红蛋白水平低于100g/L

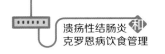

的患者，口服铁剂无法耐受的患者，以及使用促红细胞生长刺激剂的患者使用静脉补铁治疗。尽管既往有部分研究提示口服补铁和静脉补铁并无疗效差异，但近期的一项荟萃分析结果认为静脉补铁的效果优于口服[5]。除了上述推荐以外，指南还指出，由于炎症性肠病是一种慢性疾病，需要对缺铁性贫血和慢性病性贫血进行鉴别，同时也不能忽略患者同时存在慢性病贫血和缺铁的情况，此时患者的血清铁蛋白仍可处于正常水平，需要结合血清转铁蛋白饱和度共同判断。判断患者是否存在无贫血性缺铁也是必要的，无贫血性缺铁患者的临床表现通常更为隐匿。铁及其他微量元素的缺乏在儿童炎症性肠病患者中也极为常见。患者一旦确诊为炎症性肠病，缓解期的患者应至少每6～12个月进行一次贫血筛查，而活动期的患者应每3个月或更短时间完善贫血相关检查[6]。

问题57：炎症性肠病患者该如何补充铁？

当炎症性肠病患者出现缺铁性贫血时，患者不论年龄大小都应该补铁。没有贫血的炎症性肠病患者是否应该补铁还存在争议，这类患者是否补铁取决于患者的既往史、症状和个体的选择。炎症性肠病患者可以多吃含铁丰富的食物，如瘦肉、鸡蛋、菠菜、木耳、香菇等。同时也需注意补充维生素C。因为在食用铁含量高食物的同时摄入一些维生素C含量高的食物，如柠檬、橘子汁等，维生素C所含的抗坏血酸能使铁吸收率增加2～3

倍。患者也需要控制草酸的摄入，草酸可以阻碍人体对铁的吸收。在菠菜、苋菜、芋头、甘薯等植物中，草酸含量最高。同时，也有必要限制茶和咖啡的摄入，茶和咖啡中含有的咖啡因，以及茶中含有的鞣酸可使铁的吸收率减少75%。因此，茶、咖啡最好不要与含铁食物同用，饭后也不要立即饮用。

如果患者已经发生铁缺乏，则需要口服或注射铁剂进行补充，一般医生会给予患者建议和补铁方案。为了促进铁的吸收，应避免在口服药物摄入前后的30～45分钟内喝茶或饮酒，因为这类食物中所含的物质能够与铁结合，妨碍铁在胃里的吸收；也需要避免饮用碳酸饮料，因为其所含的碳酸盐也能够与铁结合，影响铁在胃里的吸收。如果患者想喝牛奶或其他含钙丰富的奶制品以及含钙丰富的维生素和矿物质补充剂，建议与铁剂服用时间间隔30～45分钟，因为钙能够使铁的吸收明显减少。

问题58：炎症性肠病患者需要补充钙吗?

钙是炎症性肠病患者常见缺乏的矿物质之一。据报道，在炎症性肠病患者中，有28%～77%存在骨质缺乏，18%～42%存在骨质疏松症。与对照组相比，骨折发生率在克罗恩病患者中增加了30%，在溃疡性结肠炎患者中增加了20%。

这可能与下面的原因有关。①炎症性肠病患者因限制饮食可能存在钙的摄入受限，如患者需避免奶制品的摄入。据国外

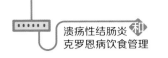
报道[7]，自我报告的乳糖不耐受导致饮食限制，是低钙摄入量的主要原因。有些患者虽然摄入了足够的钙，但由于小肠炎症或小肠曾动过手术而无法很好地吸收钙。②炎症性肠病患者使用的某些药物可能对骨骼健康产生负面影响，如长期使用泼尼松和其他激素易减缓新骨生成，加速旧骨分解，干扰钙的吸收等。③克罗恩病本身与骨质变薄、骨质疏松存在一定关联。

对于存在以上这些骨质疏松危险因素的患者来说，很可能需要补充钙剂，进行骨密度检查，具体情况需与医生讨论。对于使用糖皮质激素的患者（包括成人和儿童），需要监测血清钙和维生素D水平，并适时补充。

问题59：炎症性肠病患者需要补充维生素D吗？

有报道[8]指出，60%的炎症性肠病患者会发生维生素D不足（25-羟基水平＜30ng/ml），但这到底是炎症性肠病发生、发展的病因，又或者是炎症性肠病本身的肠黏膜损伤导致维生素D吸收不良的结果，目前仍不清楚。维生素D具有多种生物功能，其中最重要的功能是调节钙、磷代谢，维持血钙及血磷浓度，对人体骨骼发育具有重要作用。长期缺乏维生素D可导致健康问题，可使肠道病菌清除减少，减少肠道上皮细胞间紧密连接的表达，使肠道内炎症反应加重。

尽管有证据表明，长期接触维生素D并没有使炎症性肠病小鼠肠道炎症减轻，也没有能维持其骨骼强健[9]，但是补充维生素D仍然已经成为临床治疗克罗恩病的一种措施，并且临床效果良好，可以单独应用于克罗恩病轻症患者或与其他治疗措施相结合。

在一项为期12个月的研究中，将94例缓解期克罗恩病患者分别分配到每天给予1200单位的维生素D_3的治疗组和每天予以安慰剂的对照组，结果表明，在治疗组中，克罗恩病复发率低[10]。同样，一项纳入18例维生素D不足的溃疡性结肠炎患者的试验显示，补充维生素D_3在某种程度上可改善患者生活质量和降低疾病活动度[11]。Zator等[12]研究发现，维生素D不足与较早停止生物制剂疗法有关，维生素D也有可能会提高生物制剂治疗炎症性肠病（尤其是克罗恩病）的耐久性。综上所述，维生素D在炎症性肠病中可能起调节免疫应答，降低疾病活动度的作用。当然，目前还没有足够证据证明补充维生素D可以作为抗炎治疗的方法。

鉴于炎症性肠病患者中维生素D不足的普遍性以及维生素D改善肠道菌群失衡、调节免疫、维持肠黏膜屏障完整性的作用，维生素D应当被推荐用于炎症性肠病的治疗中，至少应当作为一种辅助治疗手段。患者如果存在乳糖不耐受、病变部位在小肠、曾做过肠道手术、用激素治疗等情况，则可能更易缺乏维生素D，很可能更需要补充维生素D。但是具体的剂量、最佳的补充形式及需要维持的最佳血清浓度是未知的，需要进一步的研究来确定。有研究[13]显示，在服用含维生素D补充剂的克罗恩病患者

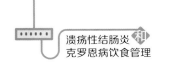

中，超过40%的患者服用的剂量不足以防止维生素D缺乏。因此在临床治疗过程中，维生素D的使用剂量仍待商榷，具体情况请与患者的主治医生讨论。

 问题60：炎症性肠病患者该如何补充维生素D？

维生素D缺乏在炎症性肠病患者中普遍存在。可能由于低维生素D水平、长期患病和反复使用激素，炎症性肠病患者骨量减少且骨折的发生风险明显提高，因此，炎症性肠病患者人群补充维生素D十分重要。人体内储存的维生素D大部分来源于紫外线照射后皮肤的合成，一小部分来自饮食的补充，如鱼类、蛋类、牛奶等。所以接受阳光照射有利于维生素D的补充，阳光刺激身体，受紫外线的照射后，人体内的胆固醇能转化为维生素D。但由于紫外线照射易增加患皮肤癌的风险，所以专家建议，晒太阳时间以20～25分钟为最佳，可以晒手臂和腿部。当然所处地区不同，太阳光线也有所不同。在高纬度地区的人们，或是年纪大、皮肤较黑的人群就不太适合这个方法。此外，增加户外活动时间，呼吸新鲜空气，可以强健骨骼。对于需要补充维生素D的患者，一般每日补充400单位。富含脂肪的鱼类也是维生素D的良好来源，包括鲑鱼、鳟鱼、鲭鱼、金枪鱼、鳗鱼。一份85g左右的红鲑鱼片就包含大约450单位的维生素D。此外，还可以获得Ω-3不饱和脂肪酸。具体补充量请与患者的主治医生讨论。

问题61：炎症性肠病患者需要补充叶酸吗？

叶酸在动物的肝和肾、绿叶蔬菜、豆类等食物中含量丰富，但蔬菜经长时间烹煮，其中的叶酸可损失50%～90%。食物中的叶酸主要在十二指肠及近端空肠被吸收，人体自身不能合成叶酸。近年来有研究发现，叶酸可减轻胃肠黏膜的炎症反应、萎缩和不典型增生，延缓和阻止癌症的发生，提示叶酸对炎症性肠病有治疗作用，但目前作用机制尚不明确。

叶酸缺乏在炎症性肠病患者中很常见，特别是克罗恩病患者中，多达80%的克罗恩病患者的血清叶酸水平较低。由于营养素摄入不足，或吸收减少，或丢失增加，患者有发生多种营养缺乏的风险。根据早期的病例系列研究发现，有20%～60%的成人炎症性肠病患者存在叶酸缺乏情况，主要是由于患者的膳食中常常叶酸含量不足。除此之外，使用柳氮磺吡啶可能加剧叶酸缺乏，因为该药物的磺胺部分能在肠腔内与叶酸结合，导致叶酸不能被吸收。但其他氨基水杨酸类药物（如美沙拉嗪）并不会导致叶酸缺乏。使用甲氨蝶呤（一种叶酸拮抗药）也会导致叶酸缺乏。叶酸缺乏可能促使炎症性肠病患者发生贫血。对于使用柳氮磺吡啶或甲氨蝶呤的炎症性肠病患者，以及实验室筛查时发现血清叶酸水平低的炎症性肠病患者，通常推荐补充叶酸。有人提出，在面粉中添加叶酸补充剂，应该可以降低叶酸缺乏的患病率，但目前还没有相关研究。最新研究称，新诊断的儿童炎症性肠病患者

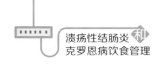

的叶酸水平比对照组高，这个结果让我们始料未及，因为以前的研究表明，儿童叶酸水平越高越不容易患炎症性肠病。因此，炎症性肠病患者是否应该补充叶酸还没有定论。欧洲克罗恩病和结肠炎组织（European Crohn's and Colitis Organization，ECCO）指南建议，未使用甲氨蝶呤的叶酸缺乏症患者应该在出现巨幼红细胞性贫血时进行检查，或至少每年进行一次检查。患者如果正在服用柳氮磺砒定或甲氨蝶呤，很可能需要每日补充叶酸（1毫克／天）。怀孕的炎症性肠病患者每天应补充叶酸400微克，服用柳氮磺胺吡啶的孕妇同时需要补充大剂量叶酸（2毫克/天）以预防叶酸缺乏，一般自孕前开始至孕12周。

问题62：炎症性肠病患者需要补充维生素B_{12}吗？

维生素B_{12}又称钴胺素，是唯一含有矿物质的维生素，在体内以甲基钴胺素、氰钴胺素等多种形式存在，在肝、肾、肉类、牛奶、鸡蛋等食物中含量丰富，人体肠道菌群能合成少量维生素B_{12}。膳食维生素B_{12}是通过与胃黏膜细胞分泌的内因子结合，然后在回肠末端被吸收的。维生素B_{12}的缺乏由多种原因导致，Battat等[14]总结了炎症性肠病患者缺乏维生素B_{12}的原因，其中包括回肠疾病、回肠切除、瘘管、小肠细菌过度生长、摄入减少、生理需求增加。全面系统地回顾42篇文章对3732例患者的研究发现[14]，在所有缺乏维生素B_{12}的患者中，未切除回肠（或切除长度＜30厘米）

的并不常见，只有回肠切除长度＞20厘米才导致维生素B_{12}缺乏。也就是说，回肠切除术和切除长度与维生素B_{12}缺乏密切相关。

患者如果已经切除了回肠或者回肠炎症较重，则不能从食物中得到足够的维生素B_{12}，即可能存在维生素B_{12}缺乏的风险。缺乏维生素B_{12}会对人体产生危害，维生素B_{12}缺乏的最重要临床表现包括神经系统功能障碍（头痛、记忆力减退、痴呆等）和巨幼红细胞性贫血。如果患者已经动过回肠手术，可以通过化验血检测维生素B_{12}水平。ECCO指南建议，未使用巯基嘌呤的维生素B_{12}缺乏症患者应该在他们出现巨幼红细胞性贫血时进行检查，或至少每年进行一次检查。必要时，请与患者的医生联系后通过注射维生素B_{12}进行补充。

 问题63：炎症性肠病患者需要补充鱼油吗？

鱼油是鱼体内全部油类物质的统称，是一种从多脂鱼类提取的油脂，包括体油、肝油和脑油，富含Ω-3多不饱和脂肪酸。广义上的鱼油既指胶囊等形态的鱼油制剂，又指鱼体内的脂肪，其主要功能性成分是所含的Ω-3多不饱和脂肪酸，具有一定的抗炎、调节血脂等作用。

关于摄取Ω-3多不饱和脂肪酸对炎症性肠病患者的益处，最早的证据来自因纽特人较低的炎症性肠病发病率。富含Ω-3多不饱和脂肪酸的饮食对炎症性肠病的治疗可能有良好的辅助作用。

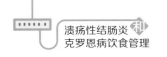

鱼油中富含的二十碳五烯酸和二十二碳六烯酸同属 Ω-3 多不饱和脂肪酸，能减少白三烯 B_4、血栓素 A_2 等的产生，同时抑制白介素 -1、肿瘤坏死因子和血小板活化因子生成，清除自由基、改善细胞膜流动性和抑制血小板聚集。口服 Ω-3 多不饱和脂肪酸可减少促炎因子分泌，继而减缓炎症反应进程。但目前关于 Ω-3 多不饱和脂肪酸治疗炎症性肠病的效果仍存在争议。

目前还没有足够的证据证明 Ω-3 多不饱和脂肪酸可以诱导炎症性肠病患者（成人或儿童）病情的缓解。在一项为期 2 年的研究[15]中，将溃疡性结肠炎缓解期患者分为两组，一组服用 Ω-3 多不饱和脂肪酸，一组服用安慰剂。结果显示：虽然在 2～3 个月内 Ω-3 多不饱和脂肪酸对于诱导缓解有作用，但是之后作用消失，2 年内服用 Ω-3 多不饱和脂肪酸的患者和服用安慰剂的患者在疾病复发率上没有任何差别。同时一项来自美国的系统评价[16]整合了 9 篇文章，一共纳入 1039 例克罗恩病患者和 138 例溃疡性结肠炎患者，得出结论：Ω-3 多不饱和脂肪酸可能对诱导炎症性肠病患者病情的缓解是无效的。在其中 3 篇文章的研究中，并没有发现服用 Ω-3 多不饱和脂肪酸和不服用 Ω-3 多不饱和脂肪酸的克罗恩病患者 1 年中的疾病复发率存在差异，但发现服用 Ω-3 多不饱和脂肪酸的患者甘油三酯水平显著降低。可见，服用 Ω-3 多不饱和脂肪酸可能让患者获得与溃疡性结肠炎和克罗恩病治疗无关的其他健康益处。Ω-3 多不饱和脂肪酸可以从蔬菜中获得，但是大部分的 Ω-3 多不饱和脂肪酸来自鱼油。尽管其有比较安全的性能，但是生鱼油也有一些缺点，比如口感不好，会引起口臭、胃痛、腹泻、恶心等。建议使用肠溶胶囊改善服用依从性和吸收率。若患者有服用鱼油的意向，请在获得主治医生允许的情况下进行补充。

 问题64：炎症性肠病患者服用益生菌和益生元有好处吗？

目前，利用益生菌和益生元调节胃肠道微生物以平衡有害细菌的做法日益增加。胃肠道微生物群很可能与克罗恩病慢性炎症的发展有关。大多数益生菌和益生元的健康益处没有得到科学证实。约50%的克罗恩病患者曾尝试使用益生菌。在临床实践中，尽管患者经常询问益生菌和益生元的临床有效性和安全性，但目前不推荐将其作为克罗恩病患者的常规治疗方法，并且服用益生菌或益生元可能导致患者产生胃肠道的副反应（如腹痛、腹胀和腹泻）。

参考文献

[1] Alkhouri R, Hashmi H, Baker R, et al. Vitamin and mineral status in patients with inflammatory bowel disease[J]. J Pediatr Gastroenterol Nutr, 2013, 56(1): 89-92.

[2] Ghishan F, Kiela P. Vitamins and minerals in inflammatory bowel disease[J]. Gastroenterol Clin North Am, 2017, 46(4): 797-808.

[3] Nielsen O, Ainsworth M, Coskun M, et al. Management of iron-deficiency anemia in inflammatory bowel disease: A systematic review[J]. Medicine (Baltimore), 2015, 94(23): e963.

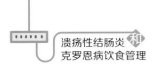
[4] Forbes A, Escher J, Hebuterne X, et al. ESPEN guideline: Clinical nutrition in inflammatory bowel disease[J]. Clin Nutr, 2017, 36(2): 321-347.

[5] Bonovas S, Fiorino G, Allocca M, et al. Intravenous versus oral iron for the treatment of anemia in inflammatory bowel disease: A systematic review and meta-analysis of randomized controlled trials[J]. Medicine (Baltimore), 2016, 95(2): e2308.

[6] Gasche C, Evstatiev R, Haas T, et al. Diagnosis and treatment of iron deficiency and anaemia in inflammatory bowel diseases. Consensus of the Austrian IBD working party[J]. Z Gastroenterol, 2011, 49(5): 627-632.

[7] Vernia P, Loizos P, Di Giuseppantonio I, et al. Dietary calcium intake in patients with inflammatory bowel disease[J]. J Crohns Colitis, 2014, 8(4): 312-317.

[8] Abraham B, Prasad P, Malaty H. Vitamin D deficiency and corticosteroid use are risk factors for low bone mineral density in inflammatory bowel disease patients[J]. Dig Dis Sci, 2014, 59(8): 1878-1884.

[9] Glenn A, Fielding K, Chen J, et al. Long-term vitamin D3 supplementation does not prevent colonic inflammation or modulate bone health in IL-10 knockout mice at young adulthood[J]. Nutrients, 2014, 6(9): 3847-3862.

[10] Jorgensen S, Agnholt J, Glerup H, et al. Clinical trial: Vitamin D3 treatment in Crohn's disease—A randomized double-blind placebo-controlled study[J]. Aliment Pharmacol Ther, 2010, 32(3): 377-383.

[11] Mathur J, Mills P, Naing S, et al. Su1385 supplementation of vitamin D3 (cholecalciferol) in patients with ulcerative colitis and hypovitaminosis D: A prospective randomized trial[J]. Gastroenterology, 2014, 146(5): S-454.

[12] Zator Z, Cantu S, Konijeti G, et al. Pretreatment 25-hydroxyvitamin D levels and durability of anti-tumor necrosis factor—alpha therapy in inflammatory bowel diseases[J]. JPEN J Parenter Enteral Nutr, 2014, 38(3): 385-391.

[13] Suibhne T, Cox G, Healy M, et al. Vitamin D deficiency in Crohn's disease: Prevalence, risk factors and supplement use in an outpatient setting[J]. J Crohns Colitis, 2012, 6(2): 182-188.

[14]   Battat R, Kopylov U, Byer J, et al. Vitamin B$_{12}$ deficiency in inflammatory bowel disease: A prospective observational pilot study[J]. Gastroenterology, 2015, 148(4): S-460.

[15]   Loeschke K, Ueberschaer B, Pietsch A, et al. N-3 fatty acids only delay early relapse of ulcerative colitis in remission[J]. Dig Dis Sci, 1996, 41(10):2087-2094.

[16]   Turner D, Shah P, Steinhart A, et al. Maintenance of remission in inflammatory bowel disease using omega-3 fatty acids (fish oil): A systematic review and meta-analyses[J]. Inflamm Bowel Dis, 2011, 17(1): 336-345.

第十章

炎症性肠病患者特殊时期的营养补充及饮食建议

 问题65：炎症性肠病患者妊娠期的营养补充建议有哪些？

首先，建议患者在疾病缓解期怀孕，如果在疾病活动期怀孕，不仅孕妇病情易进一步加重，发生早产、死胎或自然流产等的风险也会增高；其次，应在医生指导下备孕、分娩。一般情况下，如果患者在妊娠期没有出现并发症，其饮食和营养建议与一般的健康孕妇无异，都需要营养平衡和营养充足。如果不幸出现并发症或有可能发生个别营养素缺乏症，请向医生咨询个体化的饮食建议。

患者在怀孕前，最好能达到理想体重，且没有维生素和矿物质缺乏，如果存在营养不良的情况，应在怀孕前积极改善，必要时咨询专科医生。应在医生指导下，补充维生素和矿物质。妊娠期，可能需要避免维生素A含量高的食物，因为它可能会影响胎儿健康。叶酸是妊娠期预防胎儿神经管缺陷必不可少的水溶性B族维生素，而炎症性肠病会影响叶酸、维生素B_{12}等的吸收，因而在妊娠期间应该额外补充足量的叶酸等维生素。应从孕前3个月开始补充叶酸，妊娠期每天补充不少于400微克的叶酸，若患者正服用柳氮磺胺吡啶，每日叶酸的摄入量应相应增加为2～5克/天[1]。若患者有缺铁性贫血倾向，要注意补充铁剂。若患者有回肠疾病或存在小肠切除的情况，要定期注射维生素B_{12}。此外，妊娠期患者体重应该是平稳增加的，应避免体重增加过快。若发现妊娠早期体重没有明显的增加，就必须加强营养支持，营养支持主要包括肠内营养和肠外营养[2]。同时应该避免饮酒和吸烟。

问题66：儿童和青少年炎症性肠病患者营养补充和饮食建议有哪些？

炎症性肠病患者往往存在多种营养素缺乏情况，而儿童和青少年处于体格和智力发育的重要时期，新陈代谢旺盛，营养不良会显著影响其生长发育，甚至导致青春期延迟，影响成年后的身高，这会让他们觉得自己和同龄人不同，从而造成非常严重的心理方面的影响。因此，好的饮食习惯、充足的热量摄入和对潜在疾病的控制对于儿童和青少年炎症性肠病患者来说非常重要。

为达到这一目的，可进食以下几种食物。①高热量食物，即淀粉、糖分、脂肪含量高的食品，比如米饭、面条、瘦肉等；②高营养食物，要选择单位量营养价值较高的食品，可用两种以上

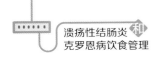

原料制成一种食物，如菠菜叶鱼丸汤、肉沫蒸蛋、鸡汤挂面等；③含优质蛋白的食物，包括鱼肉、家禽、蛋、豆腐和乳制品等，虽然花生和豆类也含有大量的蛋白质，但患者对其耐受较差。同时，还需要保持饮食平衡，但部分孩子存在挑食问题，在这种情况下可能需要短期服用维生素和矿物质补充剂，如钙和维生素D，钙能促进孩子骨骼健康，维生素D可以调节免疫系统[3]。如果孩子服用足够量的特殊液体饮食（如肠内营养），则可能不需要额外补充维生素和矿物质。但还需根据个人的具体情况与主治医生联系确定。对儿童而言，体重增加和生长发育情况进行同样至关重要。如果患者生长指标没有保持在标准生长曲线上，可能需要咨询医生或注册营养师以获取帮助。

参考文献

[1] Poturoglu S, Ormeci A, Duman A. Treatment of pregnant women with a diagnosis of inflammatory bowel disease[J]. World J Gastrointest Pharmacol Ther, 2016, 7(4): 490-502.

[2] Habal F, Huang V. Review article: A decision-making algorithm for the management of pregnancy in the inflammatory bowel disease patient[J]. Aliment Pharmacol Ther, 2012, 35(5): 501-515.

[3] Miele E, Shamir R, Aloi M, et al. Nutrition in pediatric inflammatory bowel disease: A position paper on behalf of the porto inflammatory bowel disease group of the European Society of Pediatric Gastroenterology, Hepatology and Nutrition[J]. J Pediatr Gastroenterol Nutr, 2018, 66(4): 687-708.

第十一章

炎症性肠病的营养支持

 问题67：炎症性肠病患者需要营养支持吗？

由于肠道长期慢性炎症，炎症性肠病患者对营养物质存在吸收障碍或丢失过多等，继而出现营养不良的情况[1]。营养支持不但能够改善患者营养状况，提高其生活质量，同时也能减少手术并发症，诱导和维持克罗恩病缓解，促进患者肠道黏膜愈合，改善病情，是一种治疗手段。对于无法通过口服摄入足够营养的患者，肠内营养和肠外营养是提供营养支持的有效途径。

通过营养支持我们想达到的目的是：①治疗和预防营养不良；②给予急性克罗恩病患者术前营养支持；③给予疾病缓解期克罗恩病患者营养支持。

肠内营养是通过生理途径将营养物质输送到胃肠道中，与肠外营养相比，其是一种更经济的方法，且其总体并发症更少。肠内营养很重要的一个优点是在维持胃肠道正常功能前提下，可避免肠外营养支持疗法可能引起的胃肠道黏膜萎缩，而有助于胃肠道黏膜屏障和免疫功能的维持与改善，维持各种肠道菌群的合理

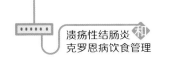
分布及稳定状态，保持肠道各种主要激素水平的稳定，从而使肠道病变、功能以及机体营养状态得以改善[2]。所以肠内营养是营养摄入的优先途径，特别是当患者保有胃肠道功能的时候。而肠外营养常用于存在营养不良风险并且胃肠道功能不全、缺乏肠内通路或无法耐受肠内营养的患者。据文献[3]报道，使用肠内营养的克罗恩病患者黏膜愈合率高，而且几乎没有副作用。肠内营养能有效诱导儿童克罗恩病患者进入缓解期，在改善营养状况和维持生长发育中发挥重要作用[4]。

2006年，欧洲肠内肠外营养协会发布了炎症性肠病肠内肠外营养指南。该指南建议：肠内营养应该用于促进生长，并且应作为处于克罗恩病活动期的儿童患者的第一线治疗，对成人而言，肠内营养应该用于解决营养不良问题，并且当应用皮质类固醇不可行时，可作为唯一的治疗方法。肠内营养在治疗溃疡性结肠炎和维持溃疡性结肠炎缓解效果方面尚未得到证实，因此不被建议使用。肠外营养不作为克罗恩病和溃疡性结肠炎患者的首要治疗或维持性治疗，但如果肠内营养对患者不可行，肠外营养可用于解决营养不良或高输出瘘管问题。在肠道休息期间使用肠外营养，目前并未被证明对克罗恩病和溃疡性结肠炎患者有效。溃疡性结肠炎主要累及结肠，通常不影响肠道的吸收功能，但慢性持续型溃疡性结肠炎患者可能存在营养不良的情况，目前大多认为营养支持对溃疡性结肠炎的病情改善效果不明显，对溃疡性结肠炎的缓解无明显效果。

问题68：肠内营养可以用于炎症性肠病患者的治疗吗?

肠内营养是经胃肠道代谢营养物质的营养支持方式，符合肠道生理功能。肠内营养能诱导和维持克罗恩病缓解、改善营养状况、促进生长发育、改善病疾预后[5]。肠内营养不但能给身体提供充足的营养物质，如糖类、脂肪、蛋白质、膳食纤维、维生素和微量元素等，弥补患者的营养摄入不足，而且通过代替普通饮食，去除诱发疾病的可疑食物，如致敏蛋白质、精炼糖、某些脂肪、病原微生物和寄生虫等，并能通过对肠蠕动的刺激，达到调整肠道菌群梯度的目的，还有对肠黏膜的直接营养作用，为肠黏膜修复提供原料（谷氨酰胺、泛酸、锌、果糖、寡糖、维生素C等），促进肠黏膜上皮的修复，减少肠道炎性介质的释放[6]。肠内营养在炎症性肠病中的积极作用的准确机制尚不清楚，目前被假设为肠内营养主要通过改善肠道菌群、降低肠道渗透性、增强屏障防御和适应、促进促炎细胞因子的减少来促进肠道黏膜修复。

成人克罗恩病患者采用肠内营养的适应证是：药物治疗存在禁忌；医生和（或）患者选择此种治疗方案；避免使用激素治疗；患者存在营养不良风险或已发生营养不良。医生会根据患者的营养状况和病情判断患者是否需要进行肠内营养。

肠内营养的禁忌证：大出血、肠穿孔、完全性肠梗阻以及中毒性巨结肠。如果患者有上述情况，医生会不建议患者进行肠内营养支持治疗。当肠内营养无法实施，身体又需要营养支持的情

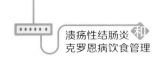

况下，应在医生的指导下及时应用肠外营养[7]。口服或经管饲的肠内营养可在10天到6周内诱导活动期克罗恩病患者临床缓解。据报道[8]，8周的全肠内营养饮食可能可以使儿童克罗恩病患者实现黏膜愈合。由于对儿童使用糖皮质激素的强烈担忧，肠内营养常常是处于疾病活动期儿童患者的一线疗法。虽然日本是极少数对儿童和成人克罗恩病患者都常规使用肠内营养的国家，但是肠内营养并不作为成人患者的一线疗法。据报道[9]，肠内营养可能可以减少患者对免疫抑制剂的依赖。

问题69：全肠内营养与部分肠内营养对炎症性肠病患者的疗效有差异吗?

肠内营养分为全肠内营养（exclusive enteral nutrition, EEN）和部分肠内营养（partial enteral nutrition, PEN）。全肠内营养是指使用100%肠内营养作为患者唯一营养来源，用于纠正营养不良、诱导活动期克罗恩病缓解、围手术期营养支持和维持克罗恩病缓解；部分肠内营养是患者在进行肠内营养的同时还结合普通饮食，常用于纠正营养不良和维持克罗恩病缓解。部分肠内营养的推荐量为每日总能量需求的50%以上，常用方法包括：在正常饮食基础上口服补充；白天正常进食，夜间鼻饲半量肠内营养；也可以每4个月中用1个月的时间进行全肠内营养。

由于全肠内营养使患者不能食用任何食物从而可能会对其社

交产生影响，患者对长期禁食会产生抗拒，并且肠内营养的口味和耐受性也可能较差，管饲对日间活动有影响，因此患者的依从性差可能是一项挑战。可以考虑采用部分肠外营养维持缓解，病情活动时转为全肠外营养。据文献[10]报道，部分肠内营养可降低缓解期克罗恩病患者的复发率，并能降低克罗恩病患者内镜下疾病活动度。成人克罗恩病患者缓解期应用部分肠内营养还可降低复发率，降低术后1年内的复发率[11]。部分肠内营养可诱导克罗恩病急性期缓解甚至可作为维持治疗的方法。目前研究认为[12]，部分肠内营养的作用机制主要包括促进黏膜愈合、减少促炎细胞因子、改善营养状态、改变肠内微生态环境。但是有研究[13]表明，部分肠内营养在儿童患者中的疗效劣于全肠内营养。如一项对50名处于克罗恩病活动期的儿童患者进行的随机试验研究[14]发现，为期6周的全肠内营养在减少腹泻，改善血小板和红细胞沉降率方面的效果比部分肠内营养（50%肠内营养、50%饮食）更显著。此外，只有全肠内营养能使血红蛋白和白蛋白水平升高[13]。另一方面，补充性肠内营养可能仍然有助于维持克罗恩病的缓解。一项51名处于克罗恩病缓解期的成人患者参与的随机试验[15]显示，半肠内营养组的复发率低于无肠内营养组，两组患者的饮食都不受限制，并且如果在入组时已经使用氨水杨酸或硫唑嘌呤，可以继续使用。

　　研究者也对长期使用肠内营养对维持炎症性肠病缓解的作用进行了调查。在一项前瞻性研究[16]中，40名处于克罗恩病缓解

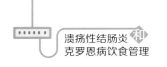

期的成人患者被分为两组，肠内营养治疗组患者通过自插式鼻胃管摄入夜间要素型肠内营养，同时在白天摄入20~30克低脂肪饮食，对非肠内营养治疗组患者不设置肠内营养或者饮食疗法。两组患者在入组时都没有服用皮质类固醇或其他免疫抑制药物。研究人员发现，非肠内营养治疗组的1年复发率、内镜炎症评分和促炎细胞因子水平显著升高。该研究表明，长期使用肠内营养在维持病情缓解方面可能对处于克罗恩病缓解期的患者发挥作用。

尽管已有强有力证据证明，使用全肠内营养可以诱导克罗恩病缓解及维持缓解，但作为一种治疗手段，其目前还没有引起足够的重视，且在世界各地的使用情况很不一样。62%的欧洲胃肠病学家将全肠内营养作为克罗恩病儿童患者疾病活动期的一线治疗手段，而仅4%的北美胃肠病学家使用全肠内营养。要素饮食存在口感问题，影响依从性，但目前通过使用复合配方已经得到改善，允许加入各种调味剂提升口感。患者也可以尝试饮用淡红茶或淡咖啡帮助自己提高依从性。另外，肠道营养用物及制剂携带问题，会给患者生活造成不便。通过肠内营养诱导缓解后，过渡到正常饮食时，可从排除粗纤维饮食或低脂限纤维排除饮食开始，这一做法可能有助于维持缓解，但关于哪种饮食类型更有助于维持缓解目前还存在争议。

问题70：肠内营养与其他治疗方法对克罗恩患者的疗效有差异吗？

一些研究将肠内营养与其他治疗方法的疗效进行了比较。一项meta分析[17]将肠内营养治疗与皮质类固醇激素治疗对处于克罗恩病活动期的儿童患者的疗效进行了比较，结果发现两种治疗方法的疾病缓解率无显著差异。

然而，一篇包含6项研究的Cochrane综述[18]中，有192例处于克罗恩病活动期的患者接受肠内营养治疗，160例处于克罗恩病活动期的患者接受皮质类固醇治疗，结果显示共有比值比为0.33（95%置信区间，0.21～0.53），提示皮质类固醇比肠内营养在诱导缓解方面更有效。

一项为期2年的随机试验[19]比较了作为补充剂使用的要素膳肠内营养、6-巯基嘌呤（6-MP）和没有额外的治疗方法在维持95例克罗恩病患者缓解方面的作用。大多数患者在入组时允许继续使用5-氨基水杨酸盐和（或）柳氮磺胺吡啶。试验结果显示，要素膳肠内营养和6-MP的临床缓解率相似，并高于对照组。

在评估肠内营养对已经接受免疫抑制治疗的患者的益处时，1项研究评估了56例稳定服用英夫利昔单抗上的克罗恩病成人患者（每8周5 mg/kg），其中32例补充了夜间肠内营养和低脂饮食，其余24例未接受额外的肠内营养或饮食限制。两组的临床缓解率相同，表明肠内营养可能无法为处于生物治疗缓解期的患

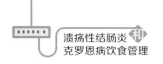
者提供额外的益处[20]。

 问题71：不同种类的肠内营养制剂对炎症性肠病患者的疗效是否相同？

肠内营养制剂主要分要素膳（仅由无须消化的氨基酸、葡萄糖和脂肪酸等组成）、半要素膳（由短肽、寡聚糖和中长脂肪酸链组成）和聚合物膳（包括蛋白质、碳水化合物、中长链脂肪酸、维生素和微量元素）三种。其中要素膳包括氨基酸单体制剂如肠内营养粉（爱伦多、维沃），半要素膳包括短肽类制剂如肠内营养混悬剂（百普力）；聚合物膳包括整蛋白制剂（如患者常喝的安素和瑞素），以及匀浆制剂如特殊型肠内营养制剂和组件膳食。三类肠内营养制剂的疗效并没有显著差异，但每个人的耐受性不同，不耐受的患者会出现腹胀、恶心等胃肠道反应。肠功能不全的患者建议使用氨基酸或短肽制剂，活动期的患者建议减少膳食纤维的摄入。也有少量研究[21]指出，要素膳可能比聚合物膳在诱导临床缓解方面更有效。但这方面的证据不多，还需进一步研究证实。

 问题72：炎症性肠病患者该如何选择肠内营养的途径？

肠内营养途径包括口服、鼻胃管、胃造口或空肠造口。每天口服肠内营养超过2520千焦（600千卡）时，建议管饲。鼻胃管、鼻肠管、经皮内窥镜下胃或空肠造口、手术胃造口属于管饲。管饲主要有重力持续滴注和肠内营养泵连续输注，可根据患者的具体情况来选择，短时间营养支持可采用鼻胃管或鼻肠管方式，长期可选择胃或空肠造口。管饲方式建议在有条件的情况下首选肠内营养泵连续输注，控制好速度，患者易耐受。

问题73：炎症性肠病患者管饲肠内营养有哪些要注意的地方？

通过鼻饲进行肠内营养时须注意一些细节。①体位保持头高30°～45°。②温度维持在25～40℃，可与室温接近或与体温接近，根据个人既往的饮食习惯和耐受情况合理选择。③开始速度可为20～30毫升/小时，循序渐进，逐渐加速，鼻胃管可以达到120～150毫升/小时，鼻空肠管可以达到100～120毫升/小时。④保证营养液的纯净度，配制或连接操作时保证手卫生，防止污染。⑤如采用粉剂，浓度可以根据患者的耐受程度，适当稀释。⑥要有耐心，通常需要适应24～72小时，可能需多次调整浓度、速度甚至更换肠内营养制剂。⑦建议采用输液泵持续输注方法进行鼻饲，与间断输注相比，持续泵注能够提高患者胃肠道耐受度，提高吸收效率，增加输注量，降低呕吐等管饲并发症的发生率。

如果实施管饲操作不当也可能发生以下并发症。①胃肠道并发症：腹泻、腹胀、便秘、上腹痉挛、恶心和呕吐。②代谢并

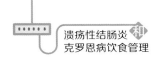

发症：高血糖症、低血糖症、血脂代谢紊乱、水和电解质紊乱。③导管相关并发症：鼻饲管堵塞、移位、断裂、脱出，鼻饲管所致鼻黏膜损伤等。④感染并发症：主要是吸入性肺炎、鼻窦炎症等。但如果使用得当，上述情况发生概率较低。总体而言，肠内营养并发症相对较少，是安全有效、耐受性好的治疗方式。

 问题74：炎症性肠病患者可以接受肠外营养吗?

肠外营养（parenteral nutrition，PN）是指通过静脉途径提供人体全部所需的能量、氨基酸、维生素、电解质及微量元素等营养素的方式[22]。肠外营养可以使肠道得到充分休息的同时纠正克罗恩病或溃疡性结肠炎患者营养不良的状态。肠道休息的原理是通过限制肠道暴露于促炎抗原之下来促进肠道黏膜的恢复，降低手术治疗的风险。相关研究[23]表明，肠外营养疗法可以延缓炎症性肠病患者的肠道蠕动，减少胃肠道及胰腺的分泌，使呕吐、腹痛、腹泻等症状得到改善，同时减轻食物对炎性黏膜的损伤与激惹作用，有助于肠道病变黏膜的修复与再生。

肠外营养的适应证主要是重度及病情恶化的炎症性肠病患者，包括内科保守治疗效果不佳、无法进行手术治疗，或为纠正其营养及代谢障碍以助手术顺利进行的患者等。常见于以下几种情况：①肠瘘造成的腹腔感染未得到控制；②克罗恩病继发短肠综合征早期或伴严重腹泻；③高流量小肠瘘（≥500毫升/天）无法施行肠内营养；④高位内瘘（胃—结肠内瘘或十二指肠—结肠内瘘）无法施行肠内营养；⑤低位肠梗阻无法施行肠内营养，或高位肠梗阻无法将肠内营养管通过梗阻部位；⑥不耐受肠内营养的其他情况，如重症溃疡性结肠炎或其他原因造成的严重腹胀或腹泻、严重的肠动力障碍，或由于其他原因无法建立肠内营养途径等；⑦活动性消化道出血。

关于肠外营养对炎症性肠病作用的对照试验很少，到目前为止还没有发现肠外营养或肠道休息的确定性作用。在一项早期的随机试验[12]里，对47例有严重急性结肠炎（克罗恩病或溃疡性结肠炎）的成人患者进行泼尼松龙静脉治疗，结果发现，患者在使用肠外营养和肠道休息后能更好地降低每日排便的频率，减轻粪便的重量，而在临床指标、急诊手术的需求或整体的死亡率上没有显著区别。在亚组分析中，克罗恩病患者的肠道休息使手术量显著减少，而溃疡性结肠炎患者之间没有差异。随后，该实验对51例处于克罗恩病活动期的成人患者进行的试验比较了肠外营养、肠道休息与肠内营养或不限制食物的补充性肠外营养的影响，3组患者的1年期缓解率没有差异。

 问题75：炎症性肠病患者该如何选择肠外营养的途径？

肠外营养一般经周围静脉插入的中心静脉导管或中心静脉穿刺置管输注。肠外营养途径首选经周围静脉向中心静脉置

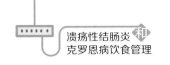
管，因为其并发症少且易于管理。在预计使用肠外营养时间较短（10~14天）和肠外营养渗透压≤850毫渗量每升时，方可采用经周围静脉输注，同时需要警惕血栓性静脉炎。常采用单腔静脉导管方式输注肠外营养。需要注意的是，导管管腔越多，接口越多，污染的可能性越大。因为股静脉置管易污染且容易形成静脉血栓，而高位颈内静脉置管难以护理且容易污染，所以建议选择右侧锁骨下途径进行中心静脉置管。推荐在B超引导下放置中心静脉导管。置管成功后必须行影像学检查，确定导管尖端部位合适并排除并发症后方可使用。

 问题76：炎症性肠病患者肠外营养液的组成是怎么样的？

肠外营养的配方通常按照非蛋白热量和氮量比为（100~150）∶1提供氮量，肠外营养可以按非蛋白热卡20~25千卡每千克每天来计算，通常选择中长链脂肪乳剂（不推荐使用Ω-6多不饱和脂肪酸作为唯一的脂肪来源，可选中长链脂肪乳剂或含有Ω-9不饱和脂肪酸的脂肪乳剂），对于肝功能障碍患者可选用结构脂肪乳剂。此外，还应加入水溶性维生素和脂溶性维生素、微量元素等。

 问题77：炎症性肠病患者肠外营养的并发症有哪些？

肠外营养的并发症主要包括：①导管相关并发症，如穿刺损伤、空气栓塞、导管异位、血栓形成、导管堵塞或折断等。②感染相关并发症，如导管相关感染、营养液污。③代谢相关并发症，如高血糖、低血糖、电解质紊乱、微量元素和维生素缺乏、脂代谢异常以及高氨血症等。④脏器功能损害，如肠外营养相关性肝损害、韦尼克脑病、代谢性骨病等。

参考文献

[1] 曹倩. 2018年炎症性肠病营养支持治疗专家共识解读[J]. 中华炎性肠病杂志（中英文）, 2018, 2(3): 151-153.

[2] 朱维铭. 炎症性肠病的营养支持治疗[J]. 肠外与肠内营养, 2011, 18(4): 193-195.

[3] Lahad A, Weiss B. Cunent therapy of padiatric Crohn's disease[J]. world J Gastrointest Pathophysiology, 2015, 6(2): 33-42.

[4] 牟俊寰, 张秉强. 肠内营养在儿童和青少年克罗恩患者中的应用进展[J]. 胃肠病学和肝病学杂志, 2016, 25(7): 739-741.

[5] 曹亮, 吴莺, 张宇川. 肠内营养治疗门诊克罗恩病患者18例病例分析[J]. 世界最新医学信息文摘, 2016, 16(92): 161.

[6] 韦军民. 炎症性肠病肠内营养制剂选择[J]. 中国实用外科杂志, 2013, 33(7): 544-546.

[7] 于健春. 炎性肠病的营养支持治疗[J]. 外科理论与实践, 2014, 19(1): 1-5.

[8] Fell JM, Paintin M, Arnaud-Battandier F, et al. Mucosal healing and a fall in mucosal pro-inflammatory cytokine mRNA induced by a specific oral polymeric diet in paediatric Crohn's disease[J]. Aliment Pharmacol Ther, 2000, 14(3):281-289.

[9] Shah ND, Parian AM, Mullin GE, et al. Oral diets and nutrition support

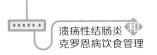

for inflammatory bowel disease: What is the evidence?[J]. Nutr Clin Pract, 2015, 30(4):462-473.

[10] Takagi S, Utsunomiya K, Kuriyama S, et al. Effectiveness of an 'half elemental diet' as maintenance therapy for Crohn's disease: A randomized-controlled trial[J]. Aliment Pharmacol Ther, 2006, 24(9): 1333-1340.

[11] 杨红, 金梦, 钱家鸣. 肠内营养在诱导和维持成人克罗恩病缓解治疗中存在的问题[J]. 胃肠病学, 2016, 21(12): 708-710.

[12] 韦明明, 朱峰. 肠内营养在克罗恩病治疗中的应用[J]. 临床药物治疗杂志, 2014, 12(1): 12-17.

[13] Johnson T, Macdonald S, Hill S, et al. Treatment of active Crohn's disease in children using partial enteral nutrition with liquid formula: A randomised controlled trial[J]. Gut, 2006, 55(3): 356-361.

[14] Lionetti P, Callegari M, Ferrari S, et al. Enteral nutrition and microflora in pediatric Crohn's disease[J]. JPEN J Parenter Enteral Nutr, 2005, 29(4 Suppl): S173-175; discussion S175-178, S184-188.

[15] Takagi S, Utsunomiya K, Kuriyama S, et al. Effectiveness of an 'half elemental diet' as maintenance therapy for Crohn's disease: A randomized-controlled trial[J]. Aliment Pharmacol Ther, 2006, 24(9): 1333-1340.

[16] Yamamoto T, Nakahigashi M, Saniabadi A, et al. Impacts of long-term enteral nutrition on clinical and endoscopic disease activities and mucosal cytokines during remission in patients with Crohn's disease: A prospective study[J]. Inflamm Bowel Dis, 2007, 13(12): 1493-1501.

[17] Dziechciarz P, Horvath A, Shamir R, et al. Meta-analysis: Enteral nutrition in active Crohn's disease in children[J]. Aliment Pharmacol Ther. 2007, 26(6):795-806.

[18] Zachos M, Tondeur M, Griffiths AM. Enteral nutritional therapy for induction of remission in Crohn's disease[J]. Cochrane Databast Syst Rev, 2007, 1:CD000542.

[19] Hanai H, Iida T, Takeuchi K, et al. Nutritional therapy versus 6-mercaptopurine as maintenance therapy in patients with Crohn's disease [J]Dig Liver Dis. 2012, 44(8):649-654.

[20] Yamamoto T, Nakahigashi M, Umegae S, et al. Prospective clinical trial: enteral nutrition during maintenance infliximab in Crohn's disease[J]. J Gastroenterol. 2010, 45(1):24-29.

[21] Giaffer MH, North G, Holdsworth, CD. Controlled trial of polymeric versus elemental diet in treatment of active Crohn's disease[J]. Lancet, 1990, 335(8693):816-819.

[22] 李家群, 冯百岁. 炎症性肠病的营养支持治疗[J]. 医学综述, 2013, 19(18): 3330-3332.

[23] Kalina GS, Petranka M, Milka Z, et al. Total parenteral nutrition in treatment of patients with inflammatory bowel disease[J]. Prilozi, 2008, 29(1):21-43.

附　录

 附录1：基本饮食类型常见食物一览表

饮食类型	常见食物
流质饮食	稠米汤、菜汤、清鸡汤、清肉汤（去油）、豆浆、乳制品（如牛奶）、冰淇淋、果茶、糖水、稀藕粉、杏仁茶、西红柿汁、去渣果汁（如橙、橘、西瓜、梨、葡萄等的原汁）、红豆汤（仅喝汤）、绿豆汤（仅喝汤）、银耳汤（仅喝汤）、莲子汤（仅喝汤）、红枣汤（仅喝汤）。
半流质饮食	粥类：白粥、皮蛋粥、肉松粥、肉末粥、蛋花粥等； 汤面类：汤面、挂面、面条、馄饨、蛋花汤、米酒蛋花等； 泥状食物：肉泥、菜泥、虾泥、肝泥、果泥、土豆泥等； 沫状食物：肉末等； 糊状类食物：玉米糊、芝麻糊等； 羹：蒸蛋羹、豆腐脑、双皮奶等； 其他：嫩豆腐等。
软质饮食	软饭、切碎煮熟的菜或肉、鱼肉卷、软蛋糕、软面包、香蕉。

附录2：治疗饮食类型常见食物一览表

饮食类型	常见食物
高脂饮食	荤菜类：动物内脏（如猪脑、猪大肠）、肥肉、猪皮、牛肉干、北京烤鸭、蛋黄； 含油量高的食物：含较多黄油/酥油/猪油/花生油/鸭油/羊油/牛油/奶油的食物、油煎/油炸食物（如甜甜圈、炸薯条、麻花、薯片、酥饼、春卷等）、曲奇饼、起酥、巧克力、冰淇淋、奶昔等； 坚果类：核桃、花生、榛子、杏仁、腰果、松子仁、西瓜子、南瓜子、葵花籽。
低脂饮食	动物类：鸡肉、鲤鱼、鲟鱼、比目鱼、蛤肉、蟹肉、虾、牡蛎、兔肉；水果类：大部分水果，新鲜的、罐装的或冰冻的果汁； 蔬菜类：绿豆芽、土豆、山药、胡萝卜、油菜、芹菜、菜花、冬瓜、黄瓜、茄子、蘑菇、香菇、番茄、青菜、菠菜、南瓜、芦笋、莴苣、豌豆、卷心菜、花椰菜、绿辣椒、白萝卜、木耳； 豆制品：豆腐、冻豆腐、豆浆； 乳制品：低脂牛奶、脱脂牛奶、低脂酸奶、脱脂酸奶、脱脂奶酪； 主食类：燕麦、全麦面包、通心粉、糙米、粉丝、玉米。
高蛋白饮食	荤菜类：蛋类，如鸡蛋、鸭蛋、鹌鹑蛋、鸵鸟蛋（尤其是蛋白部分），鱼类，如青鱼、鲫鱼，肉类如猪里脊、牛肉、羊肉、鸡肉（尤其是鸡胸肉）、鸭肉、鹅肉、鹌鹑、猪肝、牛蹄筋、牛肝、羊肝；海鲜类如虾、蟹； 豆类及豆制品类：黄豆、黑豆、蚕豆、豌豆、赤豆、鹰嘴豆、大青豆、扁豆、芸豆、豆腐、豆腐皮、腐竹、面筋、豆浆； 奶制品：牛奶、羊奶、酸奶、奶酪； 坚果类：芝麻、瓜子、核桃、杏仁、松子、南瓜子。

续　表

饮食类型	常见食物
高纤维饮食	主食类：糙米、高粱、黑米、谷物面包、谷物卷、谷物饼、谷物棒、小麦、大麦、燕麦、荞麦、麦麸、全麦意面、荞麦面、薏米面、全麦饼干、全麦面包、黑面包、坚果面包、麦片、麦片粥； 蔬菜类：豌豆、玉米、辣椒、韭菜、芹菜、菜花、菠菜、白菜、油菜、茭白、笋类、蕨菜、苦瓜、南瓜、黄豆、青豆、蚕豆、芸豆、绿豆、豌豆、黑豆、扁豆、金针菇、木耳、银耳、香菇、蘑菇、发菜、白薯、马铃薯、魔芋； 水果类：含果肉的果汁、所有带皮/种子/髓核的水果（如树莓、橘子、樱桃、石榴、苹果、鸭梨、葡萄、火龙果）、含有种子或外皮的果酱、未成熟的香蕉、无花果、桑葚干、酸枣、黑枣、大枣、小枣； 坚果类：黑芝麻、白芝麻、松子、无籽葡萄干、含有坚果的零食； 奶制品：添加坚果或全麦的奶制品，添加坚果、水果或谷物的芝士。
低渣、低纤维素饮食	主食类：吐司、白面包、白米饭、精白面粉制成的烤馕饼、清汤面、白糖沙翁/糖泡芙、薄煎饼； 蔬菜类：烧熟的蔬菜如煮烂的芦笋、去皮土豆，无果肉的蔬菜汁，去皮和籽的南瓜、冬瓜； 豆制品：豆干、豆腐、豆花、素鸡； 荤菜类：鱼、蛋、肉汁、鸡汤、豆腐蛋花汤，去筋去皮的嫩肉，以及绞碎/剁碎/煮烂的瘦肉； 水果类：不含果肉和渣的果汁（最好是现榨果汁），新鲜不带皮水果或果肉（如削皮的苹果、梨、桃子等）、苹果泥、罐头且炖煮的水果； 零食点心类：松糕、大米脆片、巧克力、白面粉做的饼干； 饮料类：茶、咖啡、热巧克力；

饮食类型	常见食物
低渣、低纤维素饮食	奶制品：牛奶、酸奶、奶油、人造奶油、芝士等； 调味及佐料类：醋、糖、蜂蜜、糖浆、番茄酱、黄油、巧克力酱。

 附录3：富含各种营养素的常见食物一览表

富含营养素	常见食物
Ω-3多不饱和脂肪酸	植物食用油：亚麻籽油、菜籽油、紫苏籽油、橄榄油、核桃油、大豆油（未氢化）和芥末油等； 鱼虾类：主要以深海鱼虾类为主，南极磷虾、沙丁鱼、鲑鱼、鳍鱼、鲱鱼、鳟鱼、鳕鱼、秋刀鱼、凤尾鱼、金枪鱼和三文鱼等； 坚果类：胡桃仁、核桃、碧根果、榛子、杏仁、花生、腰果和小南瓜子； 豆类：豌豆、鹰嘴豆； 果蔬类：海藻、菠菜、羽衣甘蓝、马齿苋、紫苏、牛油果。
Ω-6多不饱和脂肪酸	玉米油、大豆油、猪肉、牛肉、羊肉、油炸食品、人造黄油、沙拉调料、蛋黄酱。
铁	荤菜类：瘦肉、鸡蛋（如蛋黄）、动物内脏（如猪肾、猪肝、鸡肝）、牡蛎、红肉（如瘦肉、牛肉、猪肉、羊肉）、猪血、鸡血、鸭血汤、鸭肉、鱼酱、蛤蜊、金枪鱼、贝类、杂鱼干、扇贝、鳗鱼； 蔬菜类：菠菜、黑木耳、胡萝卜、萝卜干、香菇、金针菜、芹菜、苋菜、番茄； 海产品：紫菜、海带； 豆类及豆制品：大豆、黄豆、面筋、腐竹；

143

续 表

富含营养素	常见食物
铁	水果类：龙眼肉、樱桃、葡萄、桃子、红枣； 调味品：芝麻酱。
钙	奶制品：牛奶、酸奶、低脂酸奶、奶酪、山羊奶、谷物奶、优酪乳； 海产品类：海带、紫菜、蚌肉、虾、虾皮、三文鱼、鱼罐头、煎银鱼、番茄汁沙丁鱼、罐头沙丁鱼； 蔬菜类：干黄花菜、黑木耳、芹菜、白菜、油菜； 豆制品：豆腐、豆腐干、豆浆、虾皮豆腐羹； 主食类：葡萄干面包、比萨饼、意式宽面、芝士通心粉； 零食点心类：慕斯、牛奶布丁、面包布丁、大米布丁； 饮品类：牛奶冲泡的阿华田、拿铁、卡布奇诺、牛奶巧克力、白巧克力、钙强化橙汁； 调味品：芝麻酱、花生酱。
锌	红肉、家禽（深色肉）、肝脏、贝类、豆类、麸皮、坚果、青豌豆、全豆类。
维生素B$_{12}$	蛤、蚌、牡蛎、螃蟹、强化早餐麦片、鲑鱼、鳟鱼、牛肝、猪肉
叶酸	豆类、柑橘类水果和果汁、全谷物、麦麸、深色绿叶蔬菜、大米、蔬菜、家禽、猪肉、贝类、肝脏。
维生素A	牛肝、胡萝卜、红薯、菠菜、香瓜、甘蓝、红辣椒、西兰花、芒果、杏、黑眼豌豆。
维生素E	小麦胚芽油、杏仁、红花油、玉米油、花生、葵花子。
维生素K	卷心菜、菜花、菠菜等绿叶蔬菜、大豆。
镁	谷物、比目鱼、三文鱼、坚果、果仁奶油、杏仁、大豆、菠菜、土豆（带皮）、黑眼豌豆。

爱在延长炎症性肠病基金会介绍

爱在延长炎症性肠病基金会（the China Crohn's & Colitis Foundation，CCCF）正式注册成立于2016年8月17日，是中国第一个关于炎症性肠病（inflammatory bowel disease，IBD）的民间公益组织，为炎症性肠病患者和相关医护人员提供与IBD相关的教育培训、普及推广、学术交流、国际合作、防治研究等活动。

CCCF的使命：优化IBD患者的医疗条件和生活质量。

CCCF的愿景：寻求、凝聚和协同社会有效资源来创建可持续发展的IBD公益基金会。

CCCF的理念：教育是最好的药物；助人自助。

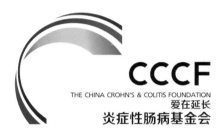

"爱在延长炎症性肠病基金会"微信平台介绍

爱在延长，意取"炎症性肠病"（包括克罗恩病和溃疡性结肠炎）中的"炎"和"肠"的谐音。其宗旨是为IBD患者提供更好的健康教育服务，同时为IBD专科医生提供相互学习的平台。让我们携手共进，精彩生活永相伴。

图书在版编目（CIP）数据

溃疡性结肠炎和克罗恩病饮食管理／周云仙主编. —
杭州：浙江大学出版社，2019.7（2024.6重印）
ISBN 978-7-308-19022-0

Ⅰ. ①溃… Ⅱ. ①周… Ⅲ. ①结肠炎－食物疗法②克
罗恩病－食物疗法　Ⅳ. ①R247.1

中国版本图书馆CIP数据核字(2019)第047908号

溃疡性结肠炎和克罗恩病饮食管理
周云仙　主编

责任编辑	殷晓彤
责任校对	候鉴峰
插图摄影	郭　策　田　峰　潘少华　赵丹红
封面设计	黄晓意　周　灵
出版发行	浙江大学出版社
	（杭州市天目山路148号　邮政编码310007）
	（网址：http://www.zjupress.com）
排　　版	杭州兴邦电子印务有限公司
印　　刷	浙江省邮电印刷股份有限公司
开　　本	880mm × 1230mm　1/32
印　　张	5
字　　数	108千
版 印 次	2019年7月第1版　2024年6月第8次印刷
书　　号	ISBN 978-7-308-19022-0
定　　价	45.00元